生化学でわかる体と健康

日和佐隆樹 著
Hiwasa Takaki

ブックウェイ

まえがき

近年、空前の健康ブームで出版物は多数にわたり、テレビや週刊誌でも健康に関する話題が多数取り上げられている。病気に関する話題は臨床の専門家による解説が主であり、健康維持に関しては栄養学の専門家の解釈がよく取り上げられている。しかしながら、よく聞いてみると、専門家と称する人の言っていることはばらばらである。酒、コーヒー、日光、コレステロールなど、健康によいと言われたり、悪いと言われたりする。私は長年生化学一筋で研究を続けてきた生化学者である。医師ではない。生化学の立場で理解しようとすると、他の専門家の人達とはまた別の理解が可能になる。「生化学」とは生命活動を最も小さなレベル（分子、原子レベル）で理解する学問である。DNA鑑定に代表されるような分子生物学や遺伝子工学も生化学に含まれる。DNA鑑定で個人が特定されれば、それが間違っている確率は4兆7千億分の一と言われ、その結果が絶対の真実であると理解できる。それは分子レベルで理論的に説明できるからである。いわゆる「科学的証拠」であり、状況証拠ではない。そこで本書では、この生化学を基本に病気や健康、そして日常生活の不思議について再考してみたいと思う。

生化学というと医学部の学生の間でも難しいという評判である。しかし、健康や病気に影響するものは「平衡反応とリズム」、「油」、「熱」、「活性酸素」、「神経伝達物質」などであり、これらの原則を理解するだけで多くの生命活動を説明することができる。各カテゴリの最初にその理論を解説してあるが、詳しい数式や原子構造は読み飛ばしていただいても結構である。

では、これまで常識と思われていた体や健康に関する疑問について私なりに解説してみたいと思う。

CONTENTS 目次

chapter 3 熱編

CONTENTS

CONTENTS

chapter 1

リズム編

基本法則 生体内反応は平衡で成り立つ

最初に生化学の基本法則を一つ覚えていただきたい。それは「生体内反応は平衡で成り立つ」ということである。たとえば、閉じた系においてAとBが反応してCとDに変わるとする（法則1）。

$$A + B \rightleftarrows C + D$$

その時、$\dfrac{[\text{Cの濃度}] \times [\text{Dの濃度}]}{[\text{Aの濃度}] \times [\text{Bの濃度}]} = \text{一定}$　（法則１）

の法則が成り立つ。

もしこの等式が成り立っていなければ、成り立つ方向に反応が起こる。たとえばCが異常に多ければ反応は上に進む。即ち、生体内では基本的にすべての反応が可逆的であり、変化が起こるとすればそれぞれの濃度で反応の方向が決まる。

理論

生命現象にはリズムがある

A＋B⇅C＋D

平衡編の理論によれば、ある刺激によってAが急に増えたとする。そうすると反応は右に傾いてCとDが増える。その時、ちょうど平衡が成立したところでこの反応が停止せず、しばしば行き過ぎることがある。そうすると今度はCとDが増え過ぎる。それを元に戻そうと反応は左に進む。結果としてAとBが増え、また、しばしば増え過ぎて、次に反応は右に進む。即ち、反応は周期的に繰り返し、次第に振幅が狭まり最終的には平衡が成り立つところで反応が止まる。この周期は臓器や細胞によって異なり、24時間前後の長いものから0・1秒くらいの短いものまでさまざまである。即ち、**生命現象にはリズムがある**、ということである。その**リズムに合わせて刺激を加えると同調してリズムは著しく増幅することがある。**

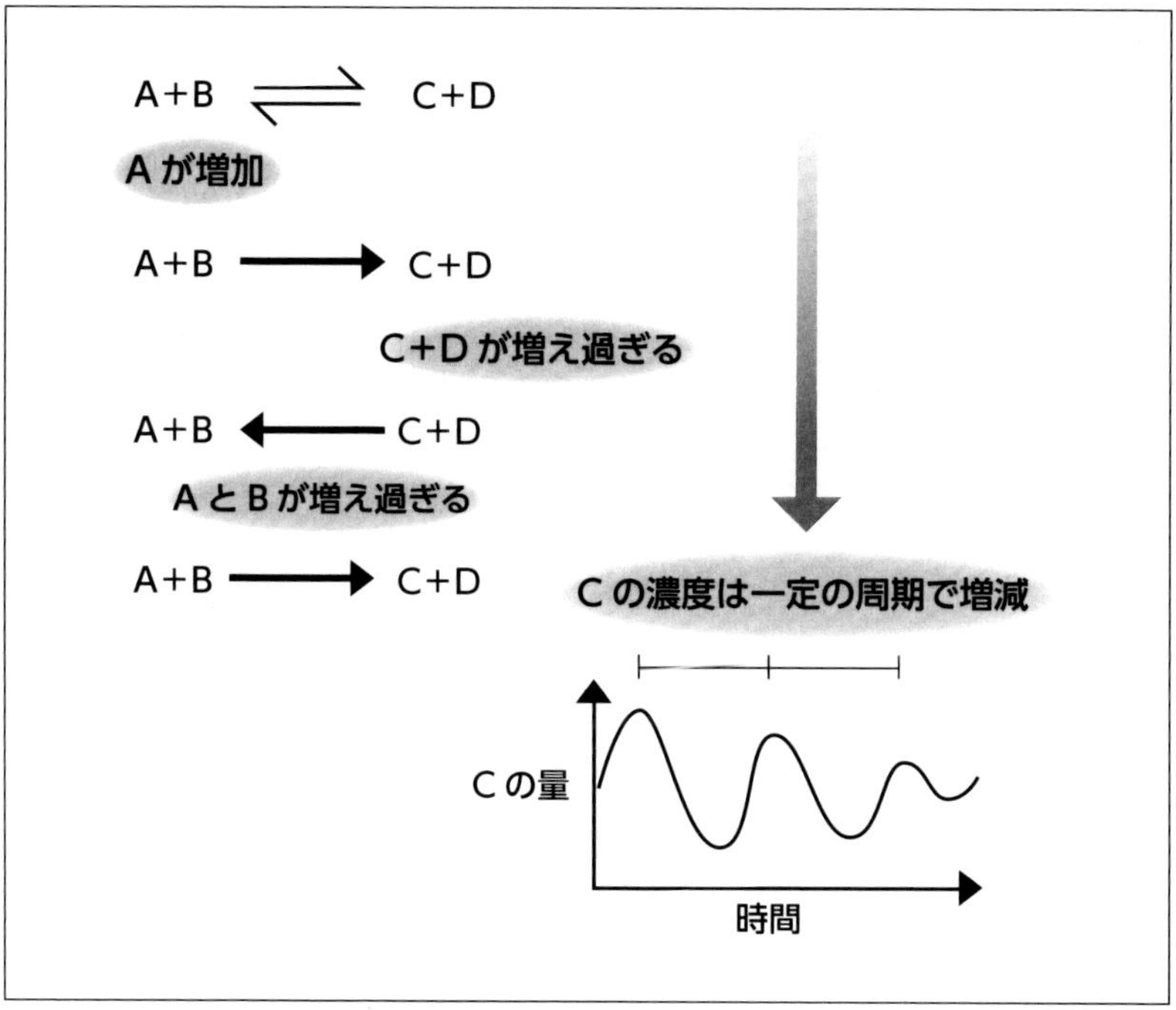

図　Aの時間的変動。縦軸はA（ホルモンや神経伝達物質の量）を、横軸は時間経過を示す。

1-1 何故催眠術がかかるか？

人が感じたり考えたりする時には脳においては神経伝達という現象が起こっている。神経伝達とは神経細胞（ニューロン）の末端から放出されたさまざまな物質（神経伝達物質と呼ばれる）が近くにあるニューロンの先端部にある受容体（レセプター）に結合して刺激を伝えることである。放出された物質の大部分はレセプターに結合せず、もとのニューロンに再吸収される。再吸収された神経伝達物質は一定時間を置いて再び分泌される。ここに周期が存在する。もちろんその振幅は通常、急激に小さくなるが、**全く同じ周期で繰り返し刺激が与えられると、時にその振幅が急増する。**その結果、**脳機能が麻痺**してしま

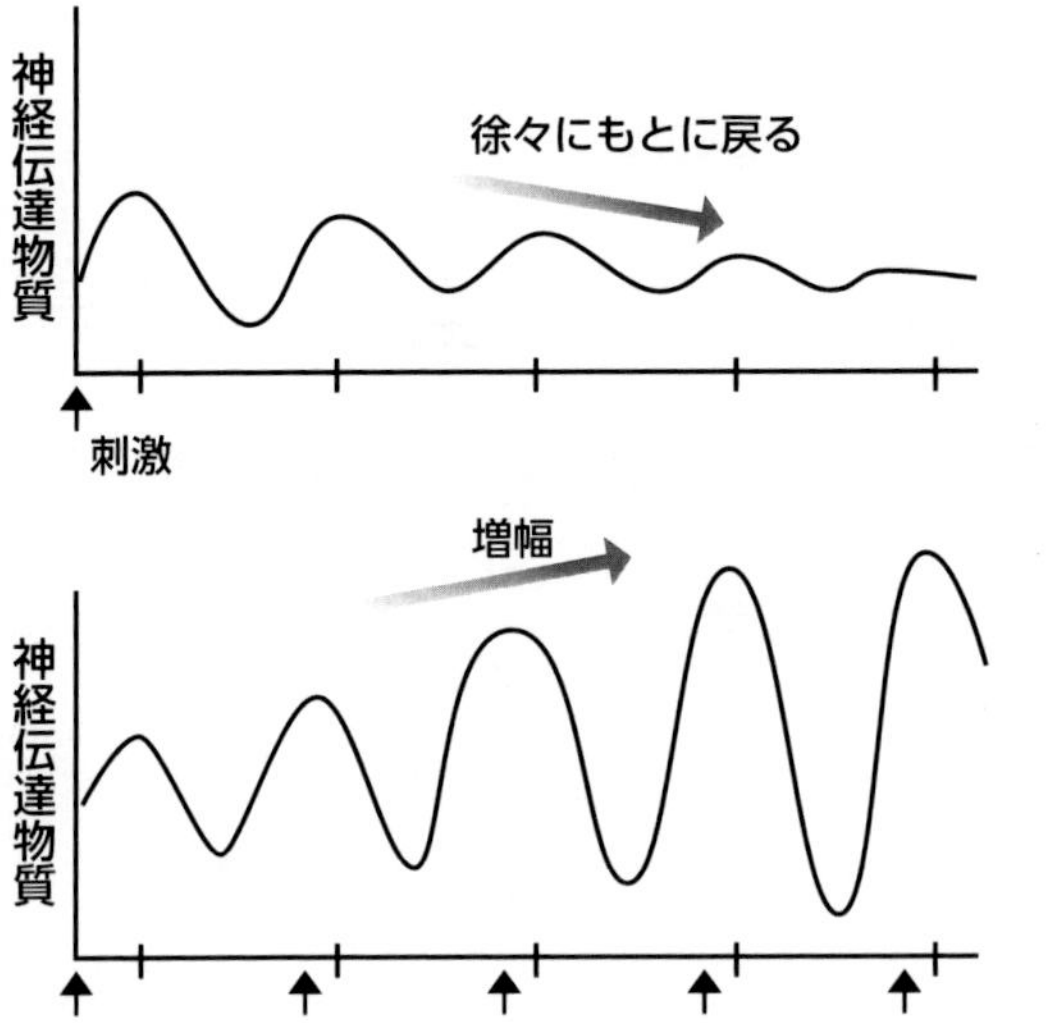

同じ周期で刺激がくり返されると振幅が大きくなる

うことがある。数年前にテレビでアニメ番組をみていた日本中の子供達がばたばたと倒れた事件があった。その時、テレビでは短時間のうちに明るい場面と暗い場面が入れ変わっていたそうである。その周期がちょうど脳の神経伝達の周期に同調し、刺激が増幅して脳神経が麻痺し、子供達が倒れたと推定される。

同じことが催眠術についても言える。昔の催眠術師は対象者の目の前で懐中時計をぶらぶら揺らしながら、「あなたは眠くな〜る、眠くな〜る」とつぶやいて催眠を誘導していたそうである。この時計の振動周期が**脳の神経伝達周期に同調して脳機能が麻痺**した状態が催眠であると考えられる。脳の神経伝達物質は多数あり、それぞれ周期が異なるので、脳機能麻痺に関連する神経伝達の周期に同調させれば催眠誘導が可能である。この時、必要なのは対象者をその刺激に集中させることである。他の刺激が加わるともとの周期は急速に規則性を失う。対象者の前にろうそくを立てて集中させるのもこのためである。前述のアニメ番組では子供達はテレビの前でそれに集中していたために倒れ、いっしょに見ていた大人はそれほど集中しないので影響が少なかったと考えられる。

かなり以前の話であるが、初代の引田天功氏がアフリカに行き、原住民に向かって「さん〜、にぃ〜、いち〜」と声をかけると相手は催眠にかかってばたばたと倒れた、という衝撃的な映像が放送された。対象者が日本人ならともかく、言葉も通じないのに何故催眠がかかるか不思議である。これはもし事実であるなら、恐らく引田氏が声の振動を利用して一定の周期で刺激を与えたからであろうと推定される。

1-2 人は何故新興宗教に洗脳されるか？

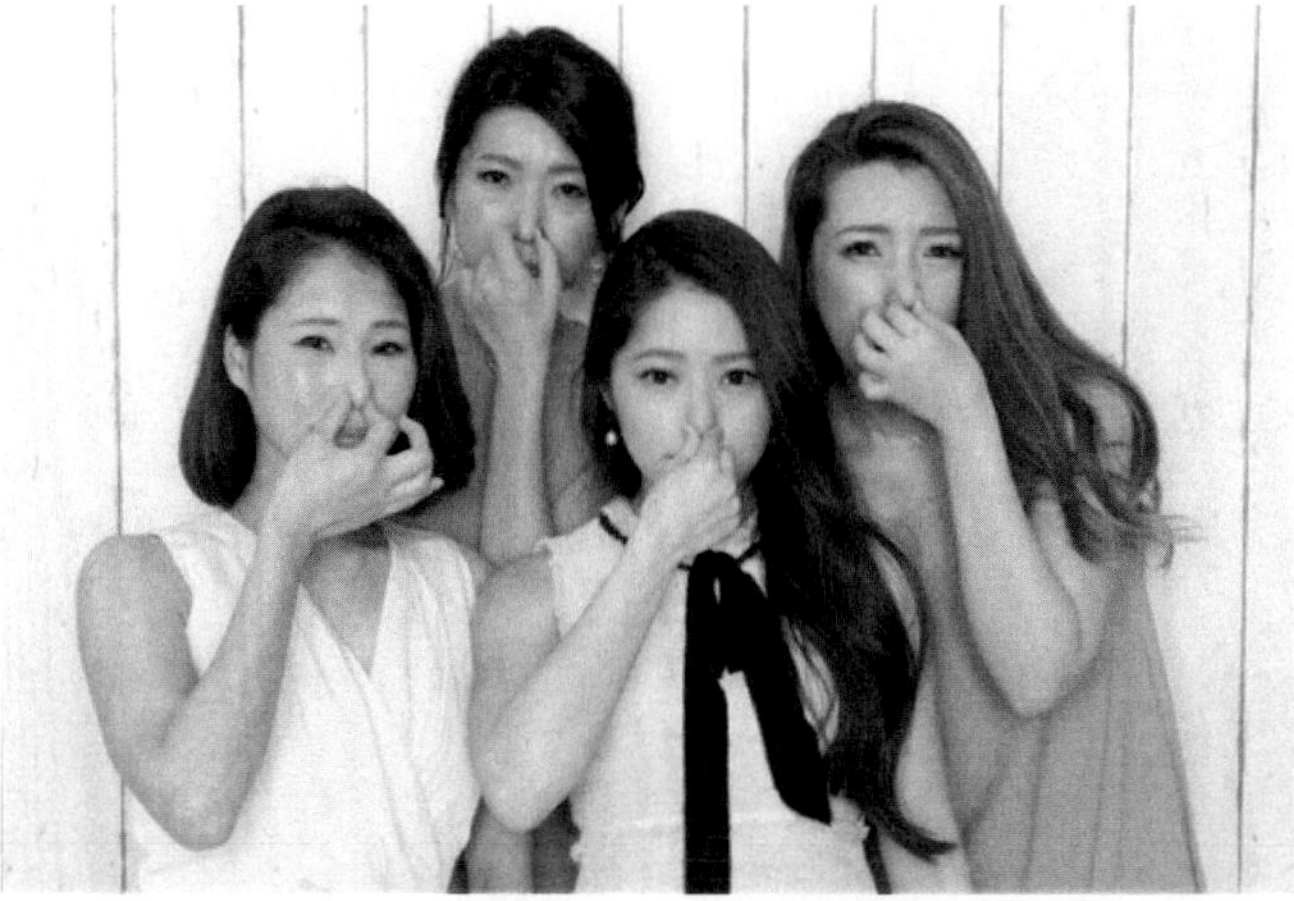

新興宗教への信者の勧誘にも**周期性を利用した脳神経麻痺が利用されている**と考えられる。勧誘の場には多くの場合、音楽や木魚のような周期的な音による刺激が与えられ、それが神経伝達物質の分泌周期に同調し、神経刺激が増幅して一種の催眠状態に陥る。

この時、大抵の場合、もう一つ別の刺激が与えられている。それは臭いである。タバコを始めて吸った人は頭がくらくらした記憶があるであろう。臭い物質の実体はほとんどが化学物質であり、すべてが同様の影響を与えるわけではないが、多かれ少なかれ脳神経に刺激を与える。場合によっては正常な判断ができなくなることもある。香水をつけるのも同様の効果である。本人は香水をつけてしばらく時間が経つと感覚が麻痺してほとんど影響を感じないが、接した相手はしばらくの間正常な判断ができなくなることもあり得る。これも神経活動が部分的に麻痺している状態で、この時に言われたことはそのまま鵜呑みにしてしまう傾向がある。即ち、**臭いのする部屋では正常な神経活動が損なわれ**、教祖が「私は神だ」と言うと信じてしまう。

最近、**スメハラ**が話題になっている。セクハラやパワハラと同様にスメル（臭い）によるハラスメントのことである。おやじ臭はある意味しかたがないが、特に迷惑なのは香水である。香水もその実体は化学物質である。世の中には多くの化学物質にアレルギー反応を起こす人が少なからず存在する。多くの人が集まる場所においては決して香水を着けるべきではないと思う。

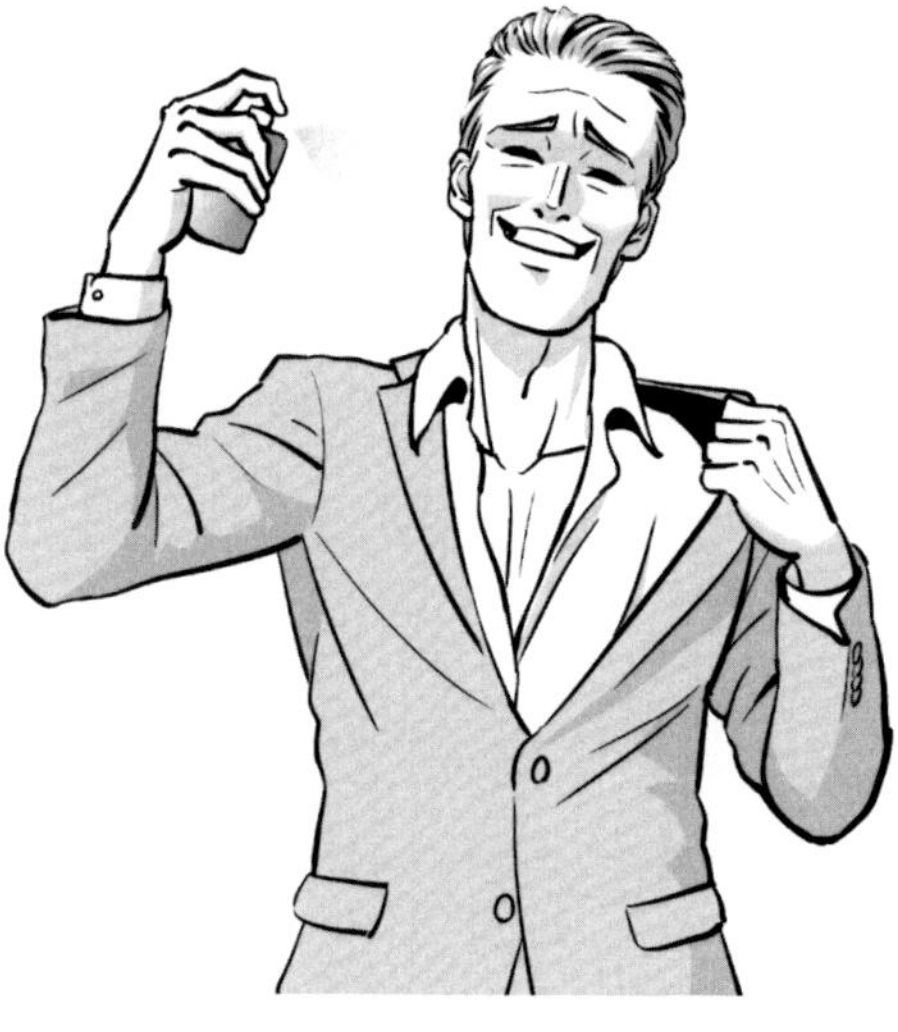

1-3 教祖様は本当に神や仏を信じてるの？

新興宗教にもいろいろあって、教祖様は実は神を全く信じてなくて、それらしい嘘を信者に説いてまわることがある。時には、教団の事務職員であった人が教祖を引き継ぐこともある。これらはかなり悪質であるが、実は、ほとんどの教祖様は神仏を信じているのではないかと思う。人は誰でも年をとるにつれて耳や目が悪くなる。耳は聞こえなくなることが多いが、時にはソラ耳（幻聴）と呼ばれる存在しない音が聞こえることがある。耳鳴りはもっと一般的で、中高年の多くの人が経験していることであろう。それは聴神経の異常で、加齢に伴って衰えるだけでなく、その異常はシグナルを伝え、音として感じるからである。同じことが視神経についても言える。**幻視**という

存在しないものが見えることがある。空目**（ソラ目）とも呼ばれる。**私自身も50歳代半ばから時々経験している。一般的には幻視を経験した人は疲労、飲酒、病気の人に限定されると思われている。アレルギーが原因の幻視もあるようだ。飛蚊症という蚊が飛んでいるように見える病気はもっと一般的である。認知症も進行すると幻視が起こることがある。認知症の一種であるパーキンソン病（レビー小体型認知症）ではよく幻視が起こる。また、一方で若い人でも認知症になることがある。即ち、脳神経の異常は老人だけでなく、若い人でも頻度は少ないが起こることがある。比較的若い年齢で幻視や幻聴を体験すると、霊魂を信じている人にとっては**「霊が見えた」と錯覚**するのである。それを回りの人に話した結果、その幻視がたまたまそのとおりになったとすると、自分には予知能力があると錯覚するのである。冷静に考えれば偶然であるとわかるのだが、本人は大真面目である。「霊感がある」と思われている人もだいたいこの類いである。回りの信者も教祖様からたくさんの予言を聞いているとたまたまそのとおりになることがあると、ますます教祖様を信じるようになる。

つまり、多くの新興宗教の教祖様は幻視や幻覚を神仏の霊だと錯覚して、自分は本当にそれを体験したと信じているので、決して悪気はないのであるが、回りを巻き込んでエスカレートしてゆく。さらに他人に被害を及ぼすようになると、自分では気付かぬうちに悪質と認識されるようになる。

1-4 お経を聞いていると眠くなるのは何故か？

同じことがお経の場合にも言える。眠くなるのは単調であるという理由のみではない。仏教のお経は木魚のリズムに乗せてほぼ同じ音程で繰り返される。「なあ～んみょう～ほ～れんげ～きょう」の音程はほぼ同じ高さである。少しだけ違う音程で唱えるお坊さんはいない。その音程はほとんどの人の**神経活動の振動周期に同調**している。その結果、**脳神経活動が麻痺**して、思考力が落ち、ぼ～っと眠気を感じる状態になる。眠くならない人も知らず知らずのうちに麻痺状態（催眠状態）に陥る。この状態が解脱という現象かもしれない。このような状態で言われたことには考える余地もなく信じてしまう。古来の宗教もこうして信者を洗脳するのである。

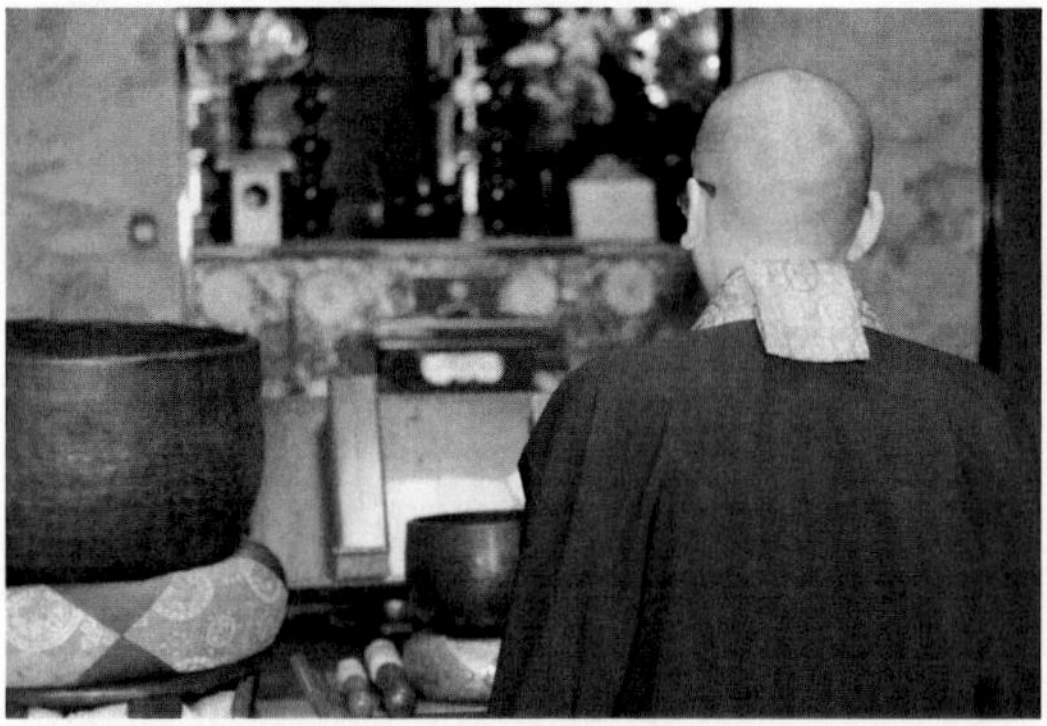

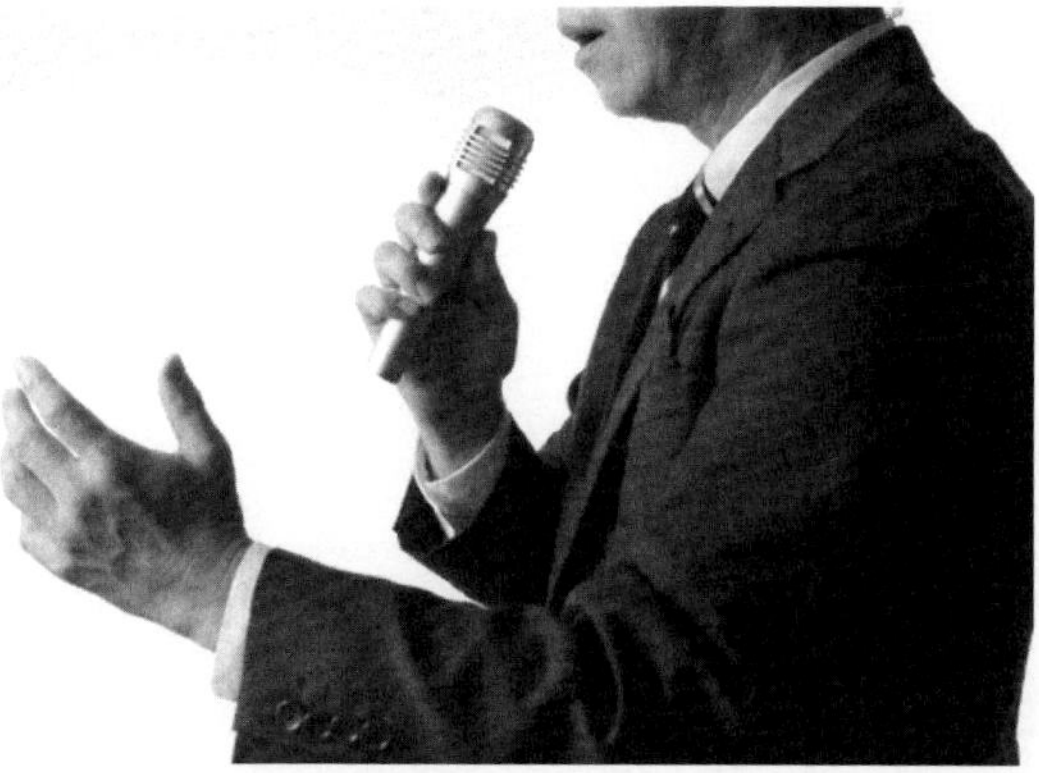

1-5 眠くなる講演、眠くならない講演とは？

前述のお経の音程（周波数）が神経活動を麻痺させて催眠状態に引き込む影響があるとすると、同じような音程で単調な講演は聞いていて眠くなる。「どうもこの人の話は聞いていてよく理解できない」と感じる原因は、声が催眠誘導作用を持つ音程であるために、脳神経が半分寝た状態になるからである。では講演する立場に立って、聴衆が眠くならない話し方とはどのようなものであるか？　自分の声が催眠作用を持つ音程であるかどうかはわからない。従って、同じ音程／トーンで淡々と話すのではなく、**いろいろな音程で強弱をつけて話すとよい**。ジャパネットたかたのテレビ通販で、高田（もと）社長は声を裏返しながらトーンを変えて話すので人を引きつけるのである。

1-6 ドミソの和音は何故調和するか？

声の振動が脳神経活動に影響するとすれば当然音楽も同様の作用があると考えられる。では何故ドミソの和音は何故調和するのだろうか？　ギターやバイオリンで弦を押さえない状態で振動させた音がドの音だとすると、ちょうど弦の半分の位置を押さえて出した音は1オクターブ高いドの音になる。ではミとソの音は？　ミは4/5の位置、ソは2/3の位置である。即ち、ド、ミ、ソの比は15：12：10で、最小公倍数が60となり、比較的小さい数値になっている。ちなみにファ、ラ、ドの比もソ、シ、レの比も同じになっている（下表。周波数は逆の比になっている）。短調の場合はラ、ド、ミの和音が基本であるが、この時の弦の長さは6：5：4となっており、やはり最小公倍数が60となっている。即ち、和音を構成する音は数回振動する毎に同調するので、周期的に強い刺激となる。この**周期が耳から脳に伝わり神経伝達周期と同調して心地よい感情が生まれる**わけである。この原則はトランペットやフルートのような管楽器でも同様に、管の長さによって音程が決まる。管楽器では唇に力を入れると振動数が増え、1オクターブ高い音を出すことができる。メロディーと歌詞は脳の神経ネットワークの構成に依存し、それは個人によって異なるので好きな音楽、嫌いな音楽は個人差が生じると考えられる。

表　各音階の弦の長さと周波数（周波数は弦の長さと反比例している）

	弦の長さ（比率）	周波数（Hz）
ド：	1	262
レ：	8/9	294
ミ：	4/5	330
ファ：	3/4	349
ソ：	2/3	392
ラ：	3/5	440
シ：	8/15	493
ド：（1オクターブ高い）	1/2	523（小数点以下四捨五入）

ドミソの和音　$1 : \frac{4}{5} : \frac{2}{3} = \frac{15}{15} : \frac{12}{15} : \frac{10}{15} = 15 : 12 : 10$

ファラドの和音　$\frac{3}{4} : \frac{3}{5} : \frac{1}{2} = \frac{15}{20} : \frac{12}{20} : \frac{10}{20} = 15 : 12 : 10$

ソシレの和音　$\frac{2}{3} : \frac{8}{15} : \frac{4}{9} = \frac{30}{45} : \frac{24}{45} : \frac{20}{45} = 15 : 12 : 10$

（1オクターブ高い）

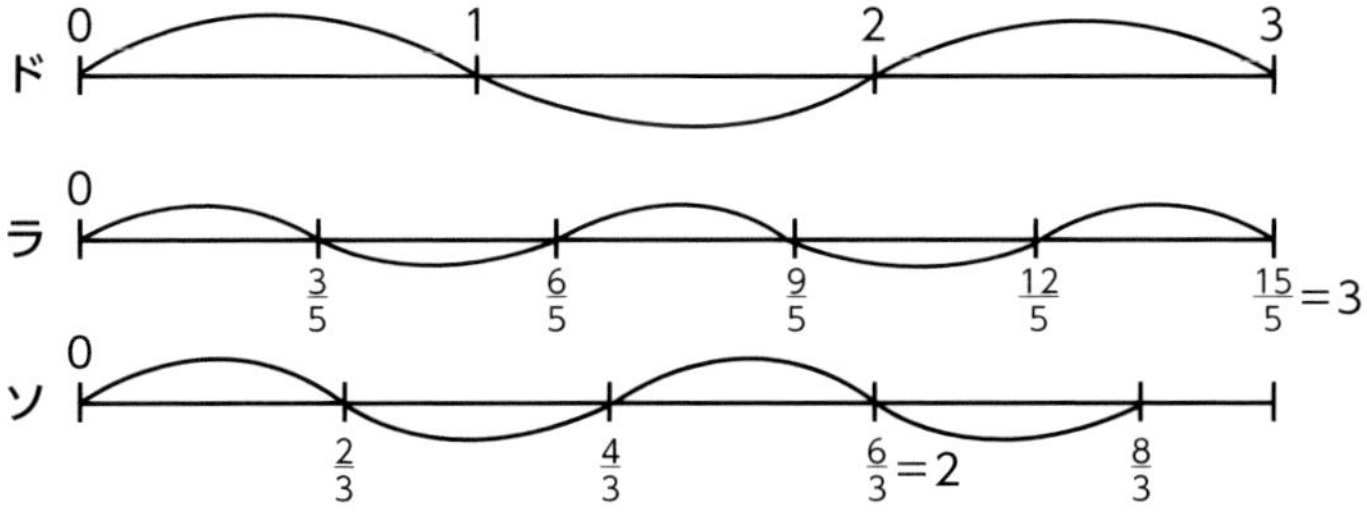

1-7 若者がロックミュージックにはまるのは何故か？

ロックミュージックはノリのいいテンポであるが、それだけが多くの若者に受け入れられる理由ではない。特にコンサート会場では異常に盛り上がる。それは大音量であるからである。静かに音楽を鑑賞するという雰囲気など全くなく、一般に隣にいる人の声も聞こえないくらいの大音量で演奏される。この時、**神経回路は全く麻痺した状態**になる。そして、迷わず演奏者に同調してしまうのである。この状態がノリノリの状態と言える。年配者がロックに馴染めないのは単に大音量に耐えきれないからである。

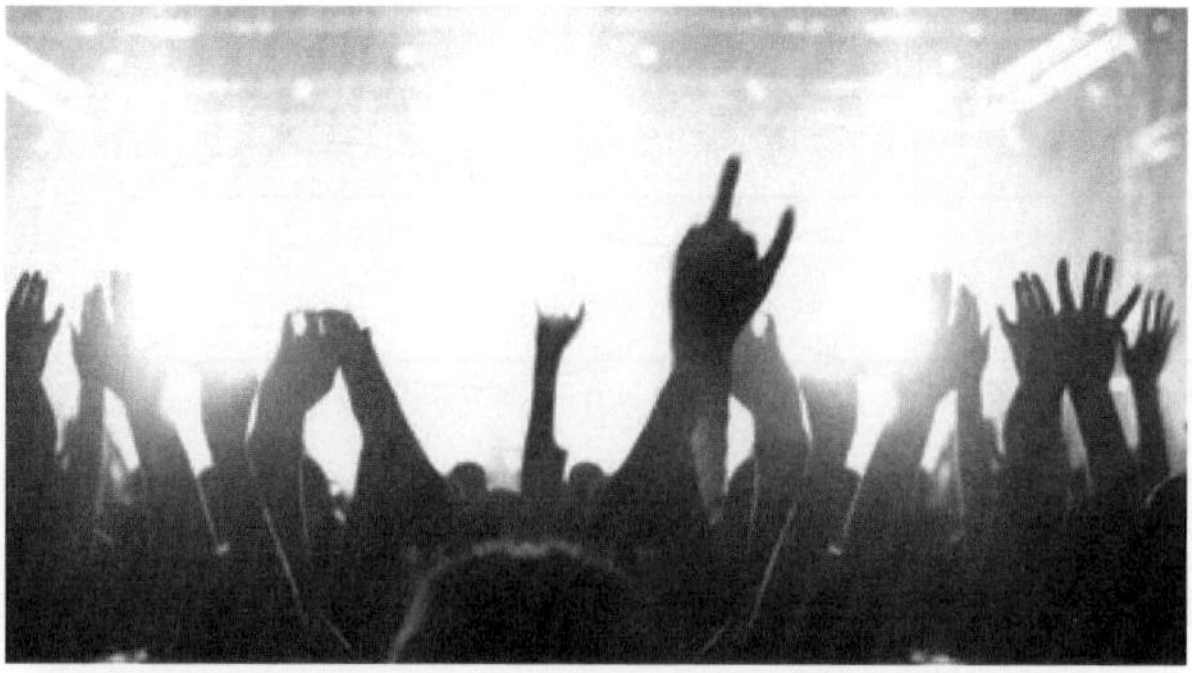

ロックコンサートは大音量で、体全体で感じる

1-8 だらだら歩くと疲れるのは何故か？

ゆっくり歩いているのにかえって余計疲れを感じることがある。それは**体のリズムと歩くリズムが合っていない**からである。音楽でもロックとかバラードとか、ハイテンポの曲からスローな曲まであるが、どのようなリズムでもよいかというと、そうではない。お気に入りのロックミュージックでも、ほんの少しテンポを遅くしただけで、非常に不快に感じることがある。固体、組織、細胞、個別の化学反応にはさまざまなリズムがあるが、基本的には個々の化学反応で成り立っているので、個々のリズムの整数倍の周期で体を動かせば細胞も体も疲れにくいということになる。

ではどのくらいのテンポで歩くと疲れにくいかということになる。まず、自分の**お気に入りの音楽**のうち、歩くリズムに近いテンポの曲を思い浮かべて、**その曲に合わせて歩くと疲れにくい**であろう。該当する曲が思い浮かばない場合は行進曲のリズムに合わせて歩くのがよい。運動会や国体、高校野球大会などの入場行進の曲はすべて同じリズムである。そのリズムはほとんどの人のリズムと合っているので疲れを感じにくい。

フィギュアスケートの演技中に使用される音楽がある。演技者によってさまざまな曲が使われ、多くは有名な曲の一部である。フィギュアスケートはショートプログラムとフリー共に演技時間が決められているために、有名な曲でも少し早めに流したり、遅めに流したりして時間ぴったりに調整することがあるらしい。しかし、これはとんでもないことである。古典的に有名な曲はそのテンポで最も感動させるように設定してある。これを**わずかでも早回しすると感動が半減**するので、決してやってはいけない。

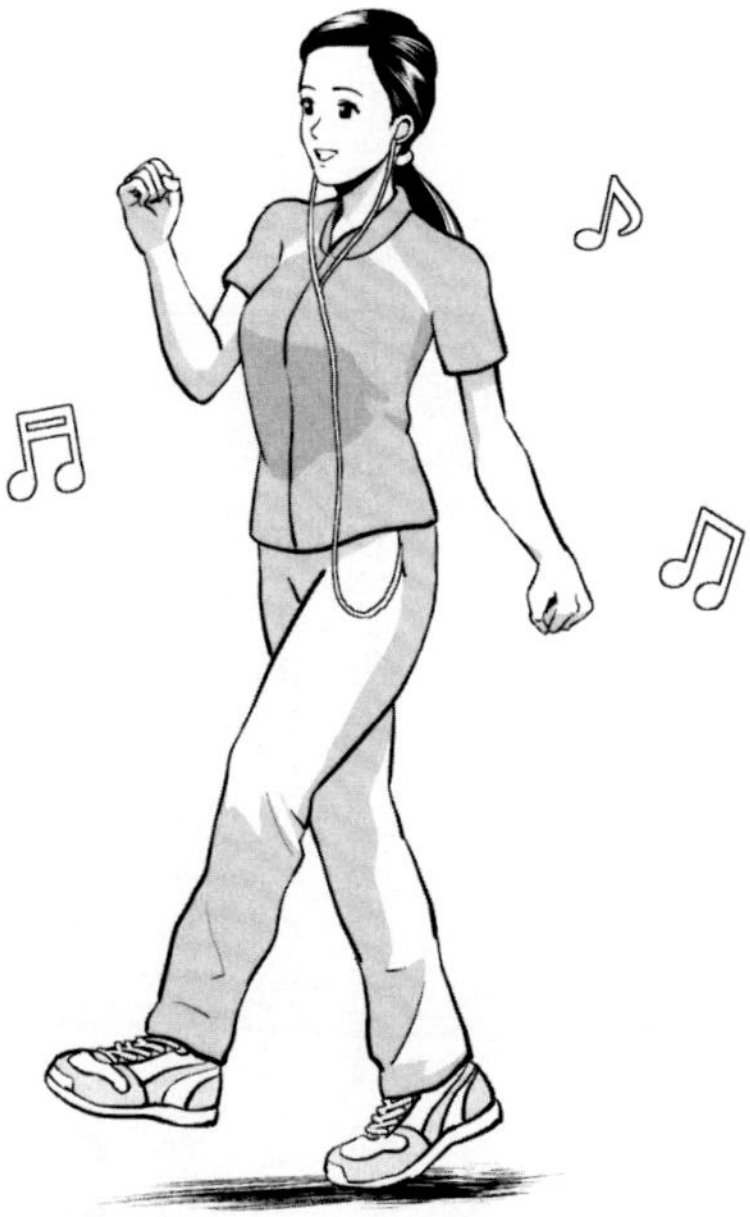

お気に入りの曲に合わせて

1-9 緑色は目によいか？

波動で伝わるのは音だけでなく光もそうである。光は波長によって性質が異なり、約４００～８００nmの波長が可視光であり、虹は波長の長い方から赤、橙、黄、緑、青、青紫、紫の順に7色に分かれて見えるのは周知のとおりである。よく「緑色のものを見ると目によい」と言われるがその信憑性はどうであろうか？　某テレビ番組ではこの問題が取り上げられ、ほとんどの専門家の見解は、緑色のものを見るというと遠くの山や森を見ることが多いので、目の筋肉が弛緩して疲れがとれる。遠くを見れば必ずしも緑のものでなくてもよい、という内容であった。果たしてそうであろうか？　この可視光の紫色光よりさらに短い波長は紫外線となり、エネルギーも高く、極めて危険である。そのエネルギーが電子に伝わり、活性酸素を発生させるからである。一方、赤色光よりさらに長い波長の光は赤外

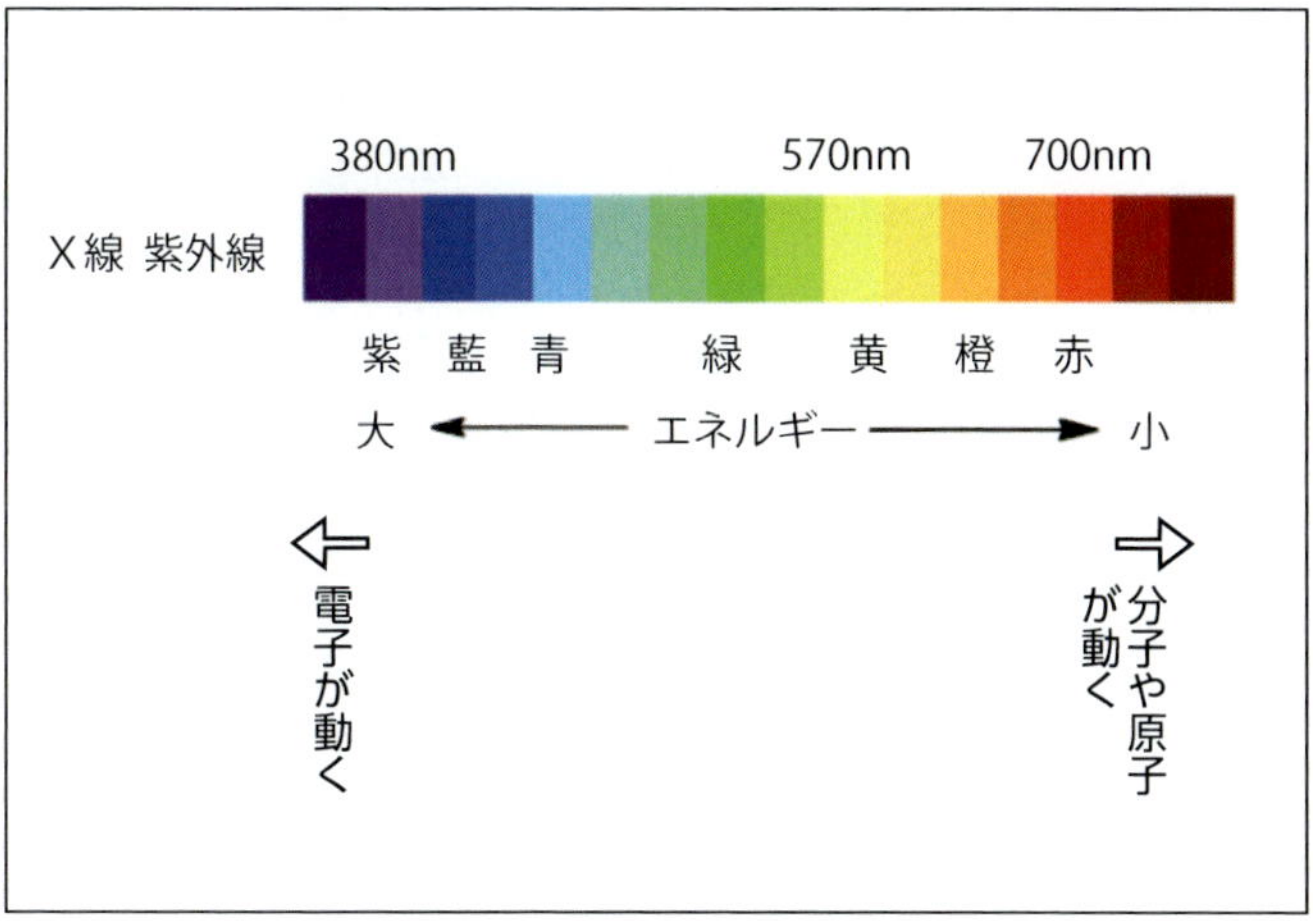

電磁波の波長とエネルギー

線である。赤外線はこたつに使われるように物を温める効果がある。物が温まるのは分子の動きが盛んになるからであり、赤外線の波長は分子運動に同調してエネルギーを与える。つまり可視光の400～800nmから外れた波長の光は何らかの影響を生物に与える。400nm付近や800nm付近の波長でも多少の影響が及ぶ可能性がある。その意味において、**ちょうど中間に位置する緑色の光は紫外線と赤外線の両方の影響が最も少ない**と言える。このことにより「緑色は目によい」理由を説明することができる。

chapter 2

油編

理論 生命は油との戦いである!

原理 油の構造と性質—油は熱に弱い

油(脂質)はさまざまな形でヒトの生活に関わっている。四字熟語では油断大敵、慣用句では油を売る、火に油を注ぐ、油をしぼる、水と油、油がのる、などがある。また、石油、灯油、潤滑油、肝油、ごま油、ラー油、油性インキ、脂汗、脂性、油膜、サラダ油、天ぷら油、油圧式ジャッキ、皮下脂肪、内臓脂肪、などさまざまな形で我々の生活に関係している。

我々が通常口にする脂肪は中性脂肪で下図のような構造をしている。これがリパーゼで分解されると脂肪酸とグリセリンになり、脂肪酸に見られる炭素(C)と水素(H)のつながり(炭化水素鎖)が脂肪の性質を与える。

$$
\begin{array}{l}
CH_3\text{-}(CH_2)_n\text{-}CH_2\text{-}CH_2\text{-}CH_2\text{-}CH_2\text{-}CH_2\text{-}CH_2\text{-}CH_2\text{-}CH_2\text{-}CH_2\text{-}COOCH_2 \\
\qquad\qquad\qquad\qquad\qquad\qquad\qquad\qquad\qquad\qquad\qquad\qquad\qquad\quad | \\
CH_3\text{-}(CH_2)_n\text{-}CH_2\text{-}CH_2\text{-}CH_2\text{-}CH_2\text{-}CH_2\text{-}CH_2\text{-}CH_2\text{-}CH_2\text{-}CH_2\text{-}COOCH \\
\qquad\qquad\qquad\qquad\qquad\qquad\qquad\qquad\qquad\qquad\qquad\qquad\qquad\quad | \\
CH_3\text{-}(CH_2)_n\text{-}CH_2\text{-}CH_2\text{-}CH_2\text{-}CH_2\text{-}CH_2\text{-}CH_2\text{-}CH_2\text{-}CH_2\text{-}CH_2\text{-}COOCH_2
\end{array}
$$

図　中性脂肪の化学構造

$$CH_3\text{-}(CH_2)_n\text{-}CH_2\text{-}CH_2\text{-}CH_2\text{-}CH_2\text{-}CH_2\text{-}CH_2\text{-}CH_2\text{-}CH_2\text{-}CH_2\text{-}COOH$$

図　脂肪酸の構造

原理●油は温度の影響を受けやすい

油は冷めると固まり、温めると溶け、さらに加熱すると蒸発（空気中に拡散）することはご存知のとおりである。何故か？温度が高くなるということは分子（原子）の運動が盛んになるということである。そうすると温度が上がり、少し原子が動いて原子間距離が2倍になると疎水結合力は64分の1に低下し、離れやすくなる。温度が上がれば上がるほど原子が動き、疎水結合は急速に減少してゆく。そのために油は温度が上がるに従って個体から液体、そして気体へと変化する。

この油が蒸発することは意外に理解されていない。つまり、アルコールや水のような小さな分子が気化することはよくわかっているが、脂肪酸のような大きな分子が空気中を飛び回っているのはイメージしにくい。しかし、台所のレンジの上の方の壁や換気扇を見てみると油でべとべとになっていることがわかる。これは肉などの加熱によって蒸発した油が上方の冷めた壁や換気扇に触れて再び液化した結果である。バーベキュー用具は焼き肉の油汚れがこびりついて、洗剤ではなかなか取り除けないが、この掃除器具としてスチームの噴射機が販売されている。これは高温のスチームを噴射することによって個体の油を気化させて除去することができるからである。通常の食器洗い機も洗剤を少し使用するが、洗浄効果のほとんどは熱湯を吹き付けることによるものである。

2-1 中年太りになるのは何故か？

「油は温度の影響を受けやすい」という原則が人体でもあてはまる。中高年になると急に皮下脂肪や内臓脂肪がたまる。これは単に食べ過ぎによるエネルギーの過剰摂取のみに起因するものではない。中高年になるとタンパク質も老化によって働きが鈍る。酵素タンパク質であればその活性が徐々に下がる。その結果、**基礎代謝が落ち、体温が低下**する。このわずかな体温低下が油どうしの**疎水結合力を増し、油の溶解度を大きく減少**させる。体内の酵素のほとんどは水に溶けた状態で働く。従ってタンパク質などと結合して水と混ざっている油は酵素により分解されエネルギーとして利用されるが、**大きな油の固まりとなってはもはや酵素はお手上げ**である。中高年に運動が勧められるのは筋肉を維持して基礎代謝の低下と体温低下を防止して、取り込んだ油を溶かし出すからである。また、中高年になると肉よりも魚を好むようになる傾向がある。体温低下により肉に多量に含まれる脂肪を代謝できなくなるからである。

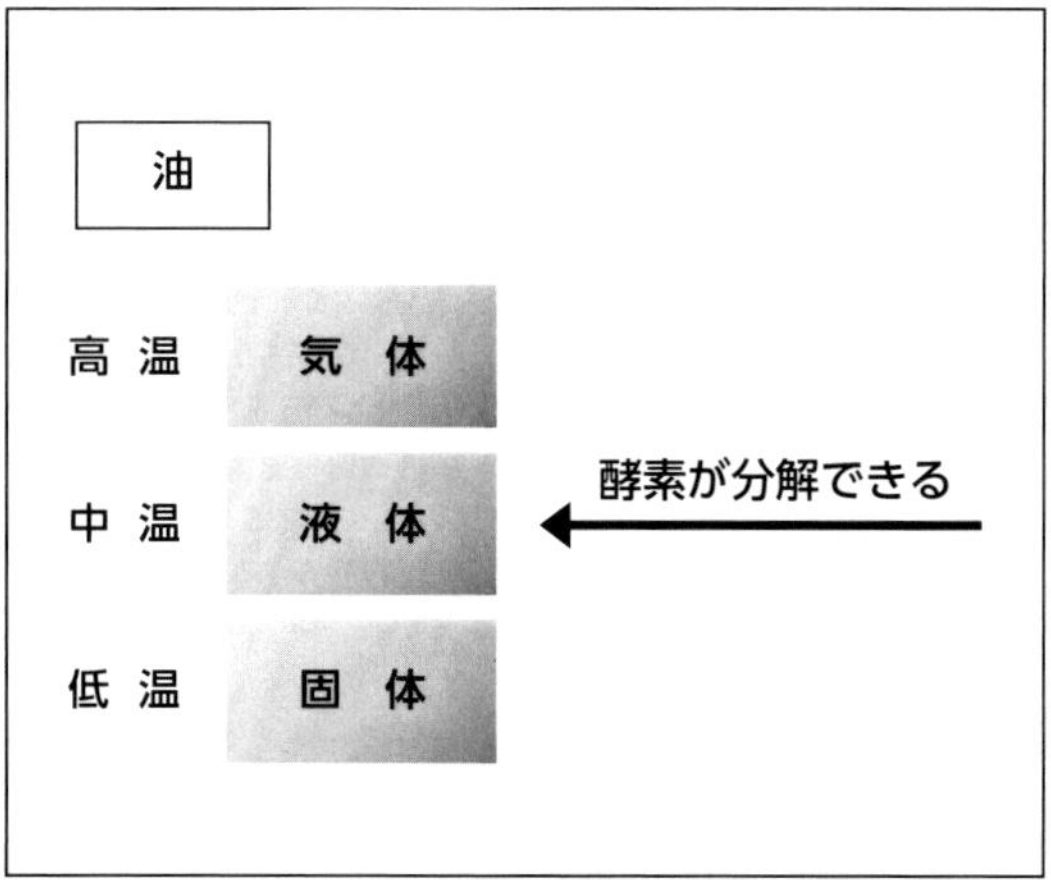

2-2 中年太りで何が悪い？

では何故、中年太りになるのであろうか？　２－１の理由により脂肪が蓄積するのはわかる。しかし、エネルギーの過剰摂取が何故、熱エネルギーや他の代謝エネルギーに使われないのであろうか？　中高年になると**体力がなくなる。**そうするとどうしても運動不足に陥る。積極的なスポーツでなくとも、階段を上っていたのがエレベーターを使うようになった、とか、日常の動作でも**筋肉を使うことが少なくなる。**そうなると**骨が弱くなる。**骨密度の低下や、骨粗鬆症になる。その時に、**体重が増えると重い体重を支えるために自然に骨が丈夫になる**のである。筋肉の動きにより骨に負荷がかかると骨の硬さが維持されるが、筋肉を使わなくなると骨はもろくなる。中年以降に体重が増加するというのはヒトの進化の過程で獲得した自然の現象で、それは生命維持に有利であるからである。中年太りを解消しようと運動をすると、確かに

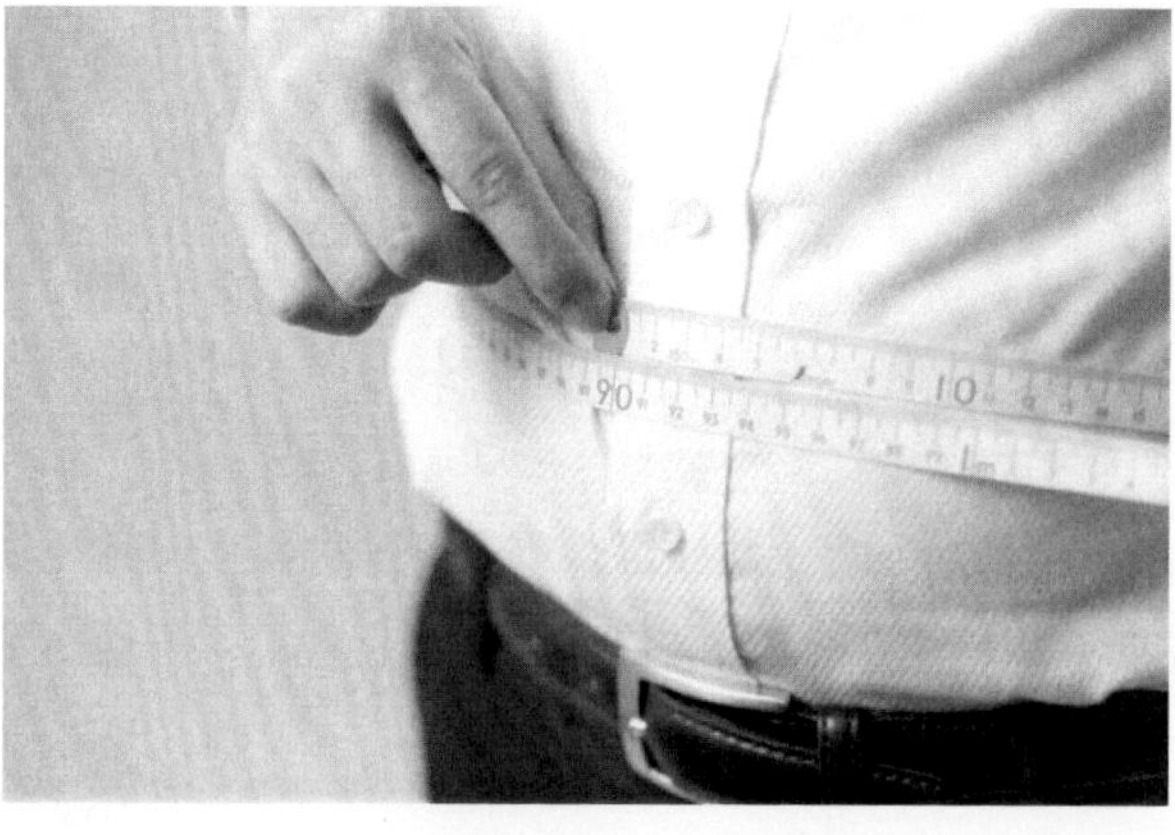

筋肉は増えて体重は減少し、骨も丈夫になるが、運動した分だけの活性酸素が発生して、がんや動脈硬化などの病気になる確率が増す。ある程度の中年太りは無理な減量をしないのがよい。痩せている人は骨に負荷がかからないので骨粗鬆症になりやすい。即ち、太っている人に運動を勧めるのではなく、**痩せている人ほど運動しなくてはならない**のである。

2-3 肉を食べるなら変温動物？

新谷弘実氏の「病気にならない生き方」（サンマーク出版）という興味深い本がある。その中で特に共感できる記述は「人間の体温より高い体温の動物の肉を食べるべきでない」という指摘である。脂肪酸は炭化水素鎖に二重結合を含まない飽和脂肪酸と二重結合を含む不飽和脂肪酸があり、前者の方が固まりやすい（固体化しやすい）。健康油と宣伝されているのは後者の不飽和脂肪酸である。**体温の高い動物では飽和脂肪酸が多く**、それを摂取するとヒトの体内では体温がやや低いために**液状から固体の状態になりやすく**、その結果必然的に**代謝されにくく体内脂肪として蓄積**されてゆくのである。魚は確実にヒトより体温が低いので不飽和脂肪酸が多く、体温が下がった中高年の人でも魚の油は代謝できるということになる。

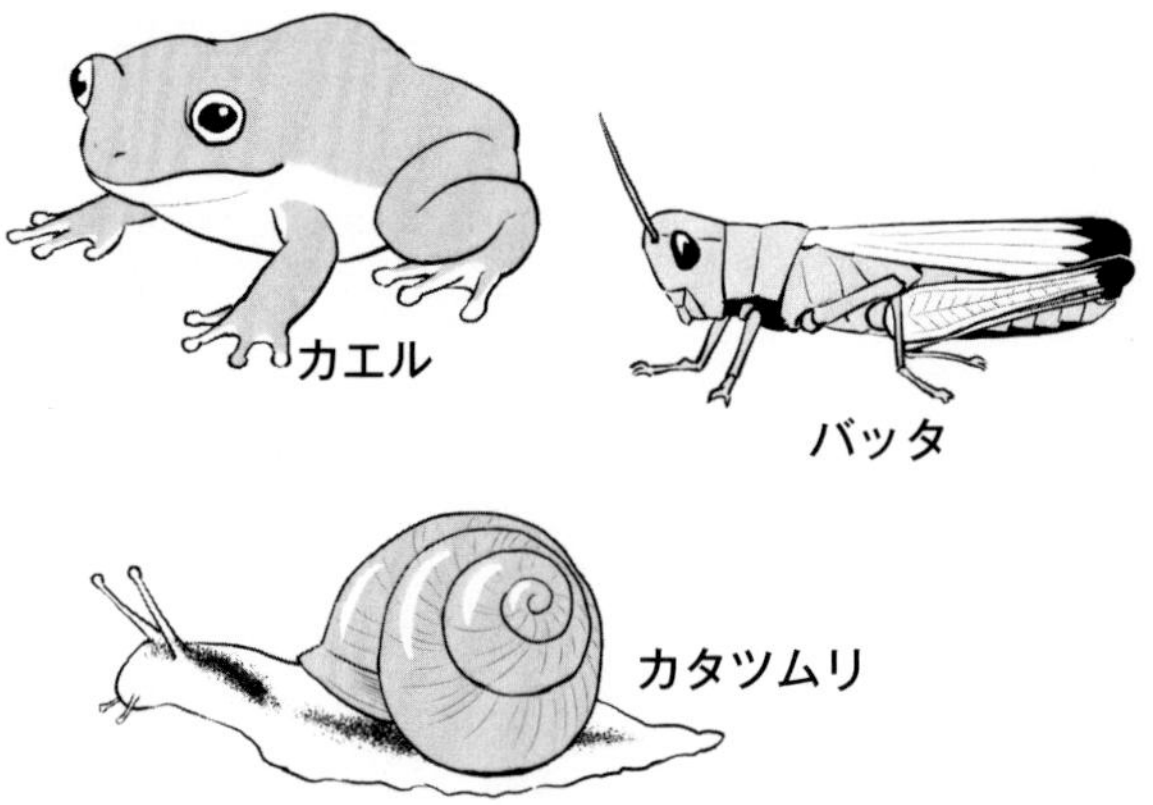

哺乳動物は体温が一定に保たれる恒温動物であるが、それ以外の動物ではどうか？　は虫類や両生類は変温動物であり、気温が低い条件でも生き延びていかなくてはならない。低温状態で固まる油が体内にあると危険である。従って、**変温動物では不飽和脂肪酸が主である**と推定される。即ち、変温動物は老人にとっては健康によい。魚以外の例を上げれば**カエル、カタツムリ、バッタ等が食されるのはこの理由による。**

2-4 マーガリンは健康によいか？

植物は気温が低い状態（0℃付近）でも高い状態（50℃とか）でも生存できる。それは固まりにくい不飽和脂肪酸を主に含むからである。オリーブ油、とかナタネ油のように、植物から抽出した油が健康油と呼ばれるのはこのためである。飽和脂肪酸は炭化水素の鎖が自由に折れ曲がることができるので、飽和脂肪酸どうしが密着しやすく、強固な疎水結合で安定する。従って、液体から固体になりやすく（固まりやすく）常温で固体である。一方、不飽和脂肪酸は不飽和（炭素間の二重結合）の部分で必ず120度に折れ曲がる。不飽和脂肪酸どうしが結合すると折れ曲がった部分に隙間ができる。これが埋まるまで固体にならない。つまり、不飽和脂肪酸は常温では液体である。マーガリンは植物性の油であるから基本的に不飽和脂肪酸を多く含む。しかし、それを固体として保存するために製造過程で還元し**飽和脂肪酸に変えるので、動物性バターと大差ない。**

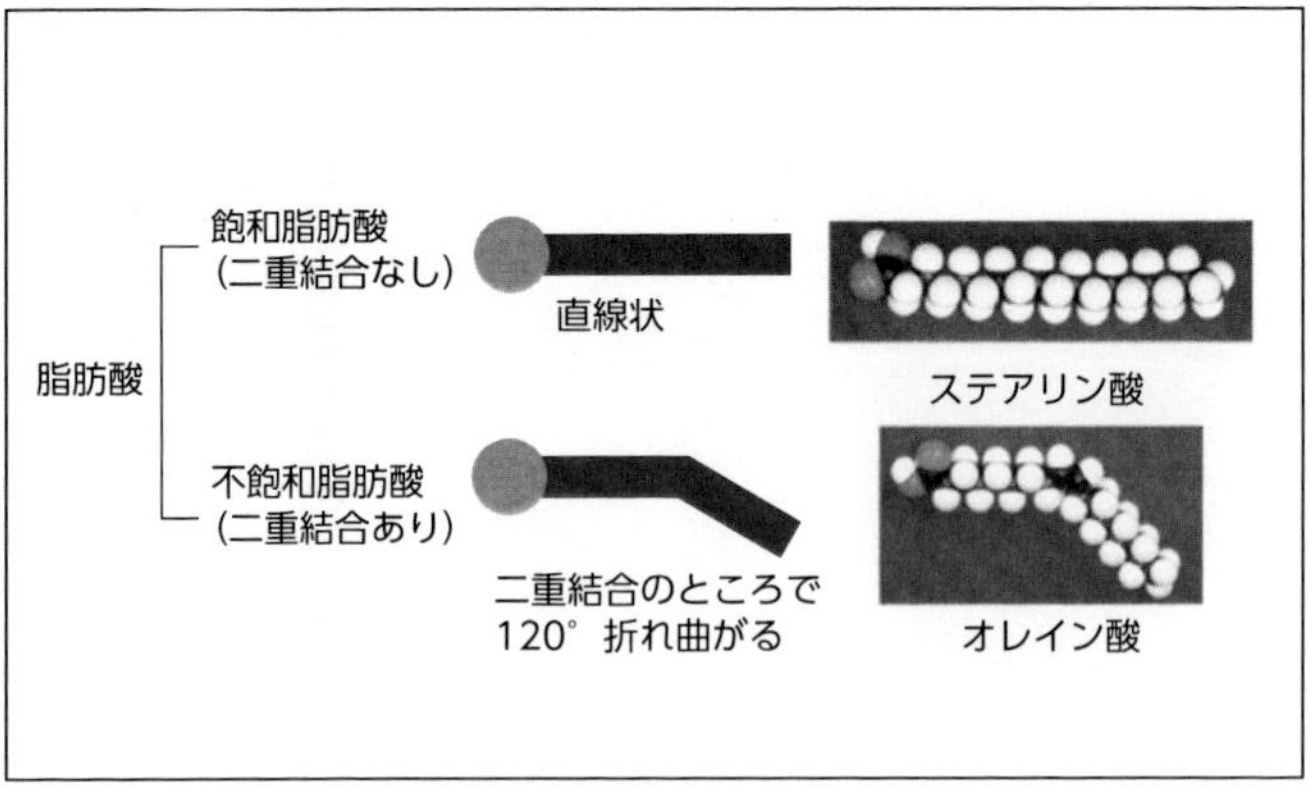

脂肪酸の種類

2-5

トランス脂肪酸の害とは

植物性の脂肪が常温で固まりにくいのは炭化水素の不飽和の部分で同じ方向に60度ずつ二度曲がるシスの構造であるので合わせて120度の曲がりを生じるからである。これを常温で固まりやすくするためには不飽和の部分に水素を結合させて飽和脂肪酸と同じ構造にしなければならない。しかし、この過程で再び不飽和の状態に戻ることがあり、その過程で反対方向に二度曲がるトランスの構造になる。これがトランス脂肪酸である。そうすると60度の曲がりを2回生じても合わせると0度、即ち**直線上（棒状）の構造になる。**箸でも鉛筆でも棒状のものを束ねるのは簡単である。同じ原理で脂肪酸も棒状になると重なりやすく、そこにファンデルワールス力（後述、バリアー編の理論66頁参照）が発生して**固まりやすくなる**のである。即ち、トランス脂肪酸を食べると体内で容易に固まって代謝されず、蓄積される一方であるからである。つまり、健康によい植物性油は未加工の液体のみである。

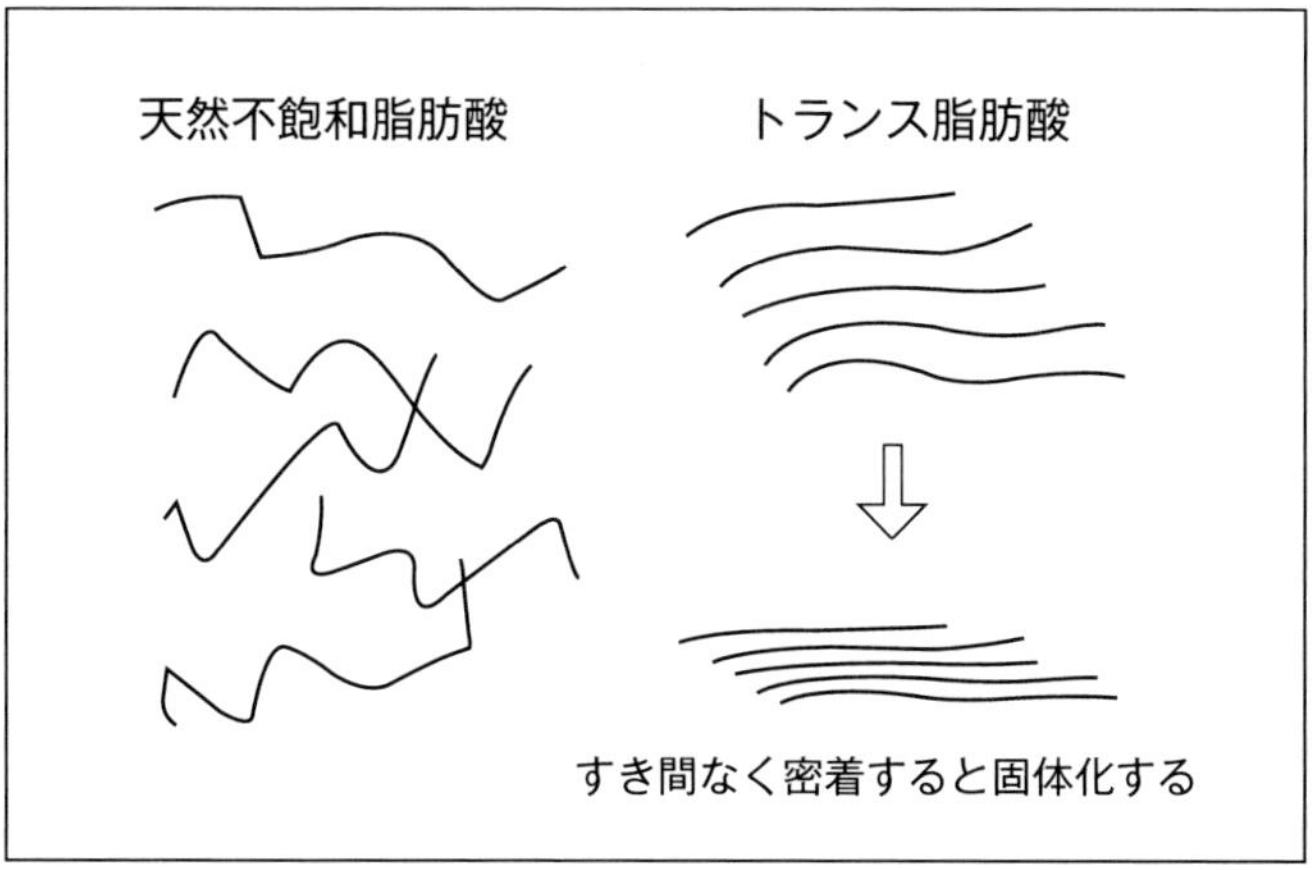

2-6 加齢とともに性格がまるくなるのは何故か？

この項目は多分に私の勝手な思い込みかもしれないことを前もって断っておく。私は個人の性格は食べ物によって大きく影響を受けると思っている。ドーパミンやセロトニンのような神経伝達物質の異常により精神病が引き起こされることはよく知られた事実であるが、神経伝達物質はこれらの他にもたくさんあり、それらのいくつかは性格を決定している可能性がある。さらにそのうちのいくつかは食べ物によって補充されている可能性がある。私は従来よりアレルギー持ちで、特に鶏肉、牛肉、豚肉にアレルギー反応があるので、1週間ほどそれらの肉をほとんど食べない生活を送ってみた。その結果、アレルギーはなくなり体調はよくなったのであるが、何をするにも気力がなくなっていた。ほとんどうつ状態になったので、すぐに肉食

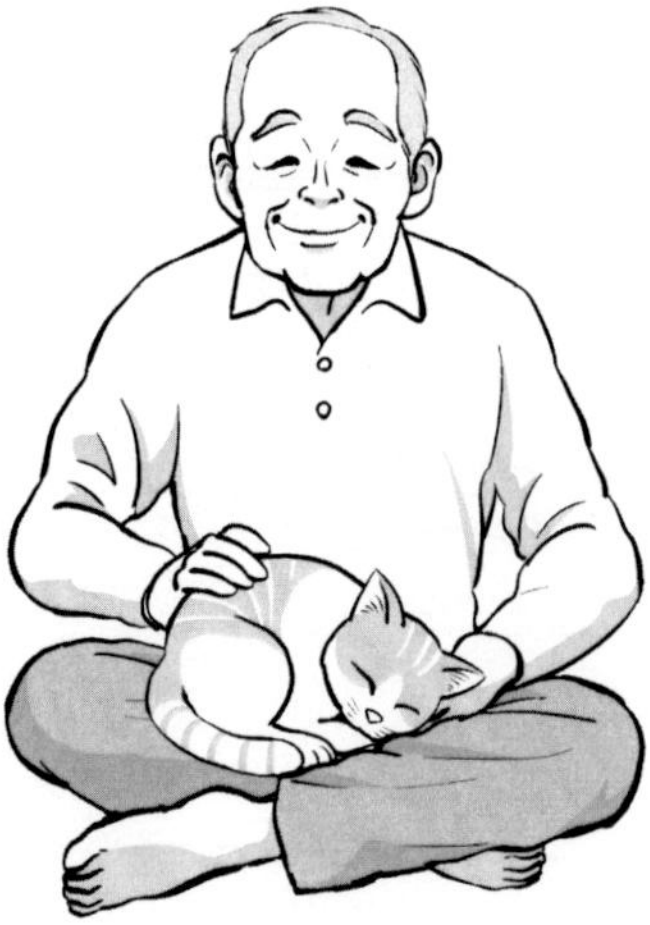

好々爺

を再開した。中高年になり肉が食べられなくなると性格が丸くなるとはこのことかと思った（私も既に中高年であるが）。一般に草食動物に比べると肉食動物の方が獰猛である。豚と牛を比べると、牛の方が闘牛で知られるように獰猛である。牛肉を食べるとやる気がわいてくる。恐らく**牛肉に含まれる神経伝達物質によりヒトの精神活動が刺激されている**ものと思う。従って、ささいなことにきれやすい人は牛肉の食べ過ぎが原因かもしれない。

2-7

おやじ臭の原因は油

中高年になるとおやじ臭と呼ばれる独特の臭いを発生する。**人体の臭いの原因は化学物質と脂肪代謝物**である。たとえば脂肪酸の一種である酪酸は家畜の糞尿の臭いを想像させるような強烈な悪臭を放つ。おやじ臭は若者と異なる食べ物と代謝能力の低下により独特の脂肪代謝物が分泌されることにより生じるのである。

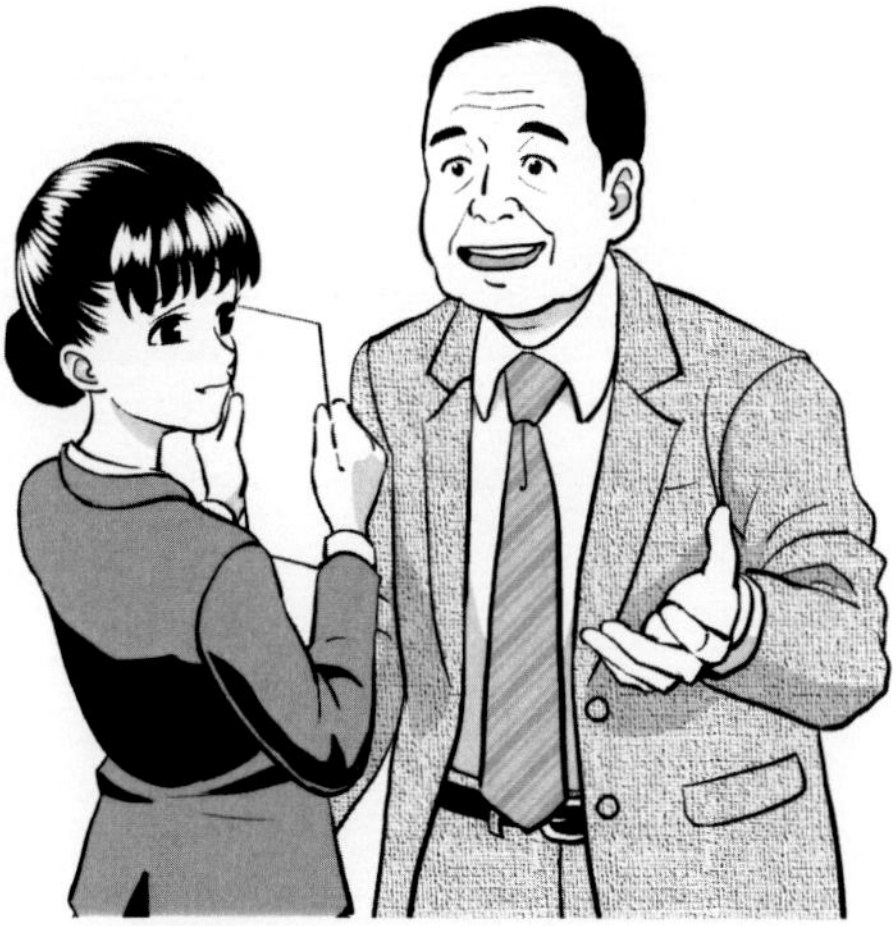

2-8 警察犬はどのように犯人の足跡をたどるか？

犬の嗅覚はヒトの1000倍と言われる。たとえそうだとしても空気は絶えず動いているものであり、さらにいろいろなヒトの臭いが混じっている状態で犯人の足跡を辿るのは難しいと思われる。ここでよく見ると、警察犬は必ず鼻を地面に近づけて臭いをたどる。決して空気中を漂っている空気の臭いを嗅ぐわけではない。犯人が地面に落とした汗や唾液の中に含まれる微量の油を辿っているのである。よく見ると、警察犬は口と鼻を地面に近づけて息を吸ったり吐いたりしている。**口から吐く息によって地面落ちている油の温度を上げて蒸発させ、蒸発した油を吸い込んで匂いを感じる**のである。ヒトは一人一人食べるものも違えば、代謝酵素の活性も異なる。また、動く度に周囲に脂肪代謝物をまき散らす。従って、警察犬は犯人が発散した油を辿って追跡できるのである。

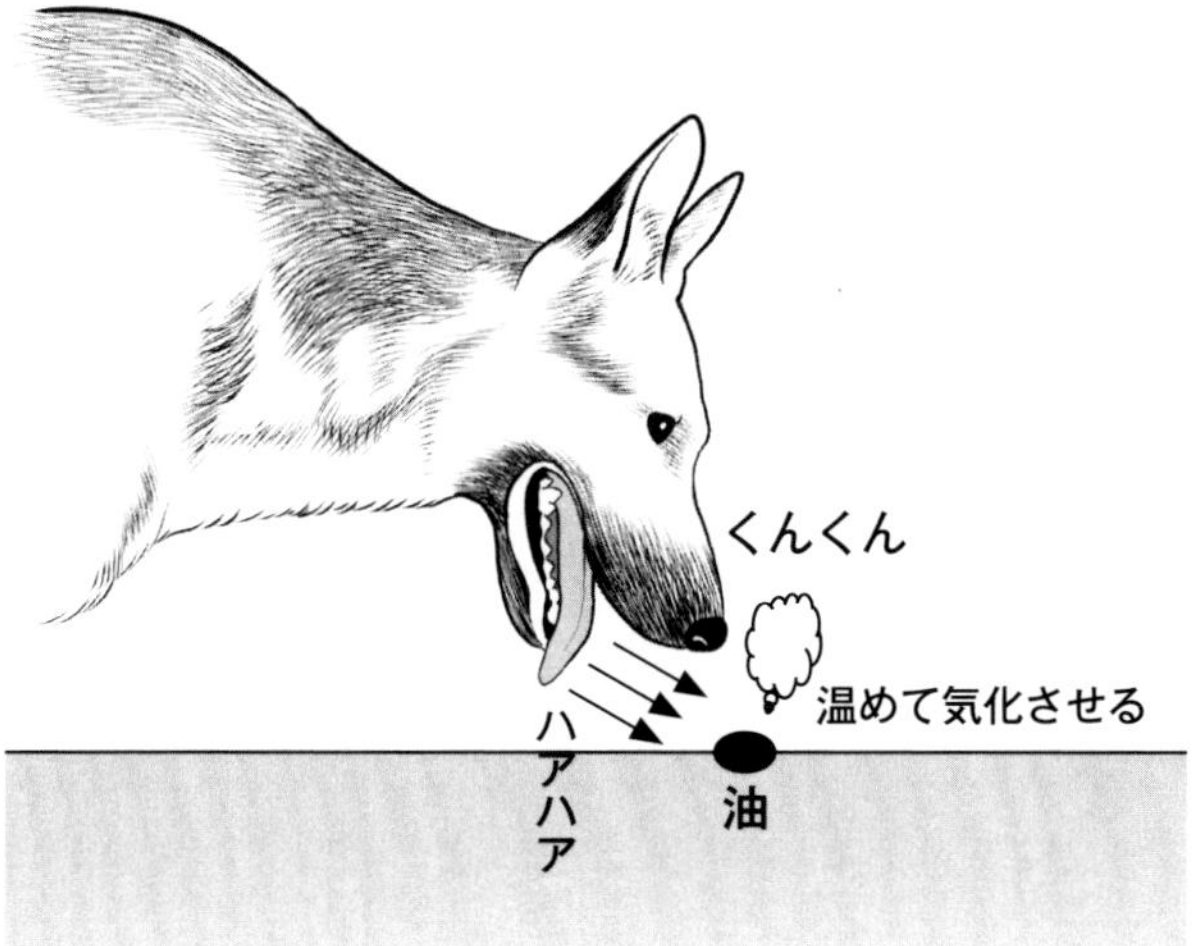

2-9

ぎっくり腰も油が原因?

ぎっくり腰も実は油が関与していると私は思う。関節のそれぞれ骨の先端には軟骨があり、さらに関節全体が関節液（滑液）で覆われている。この滑液に含まれる油（脂質）が潤滑液の役目を果たしている。油はべとべとしていて固い骨を滑りやすくする効果がある。ところがそれは油が液体である時の話である。加齢や基礎代謝の低下により体温が下がるとともに油は固体化してくる。特に動物性の油を摂取している人は**油の固体化が加速**する。その結果、先端にある**軟骨が滑りにくくなり、**すり減ってしまう。脊椎では軟骨の代わりに椎間板があり、油の固体化によりその弾力がなくなってくると脊髄の外に飛び出す。これが椎間板ヘルニア、いわゆるぎっくり腰である。

体が冷えた時にぎっくり腰になりやすいと言われるのはこのためである。予防法は腰のまわりを冷やさないことであるが、加齢や運動不足により腹筋や背筋が衰えてくると筋肉から発生する熱が減少して、どうしても腰のまわりの体温が下がってくる。そうなると周辺の脂肪の固体化が進み、内臓脂肪が増え、ますます体温低下が促進されることになる。

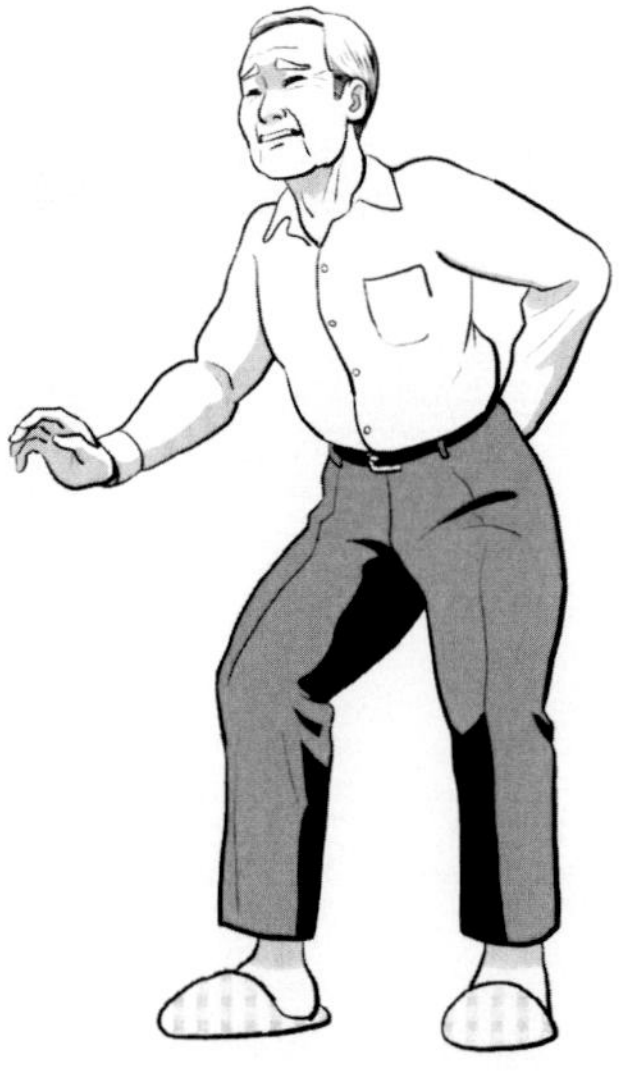

2-10 鼻は何故顔の前にあるか？

ヒトやほ乳動物のほとんどは鼻が体の最も前方にある。これは何故か？（こんなことを疑問に思うのは私くらいか？）鼻は臭いを嗅ぎ分ける器官であり、別記のように動物の臭いのもとは主に油（脂肪）である。動物は顔や頭、体から盛んに油を分泌している。**もし鼻が顔の横や後ろにあれば、自分の顔から分泌した油の臭いを感じとってしまう。**敵の存在を臭いでいち早く関知するためには鼻は体の先頭でなくてはならない。もし宇宙人がいたとしても、鼻は体の前方にあるであろう。一方、目や耳は数センチ後ろにあっても特に問題はない。

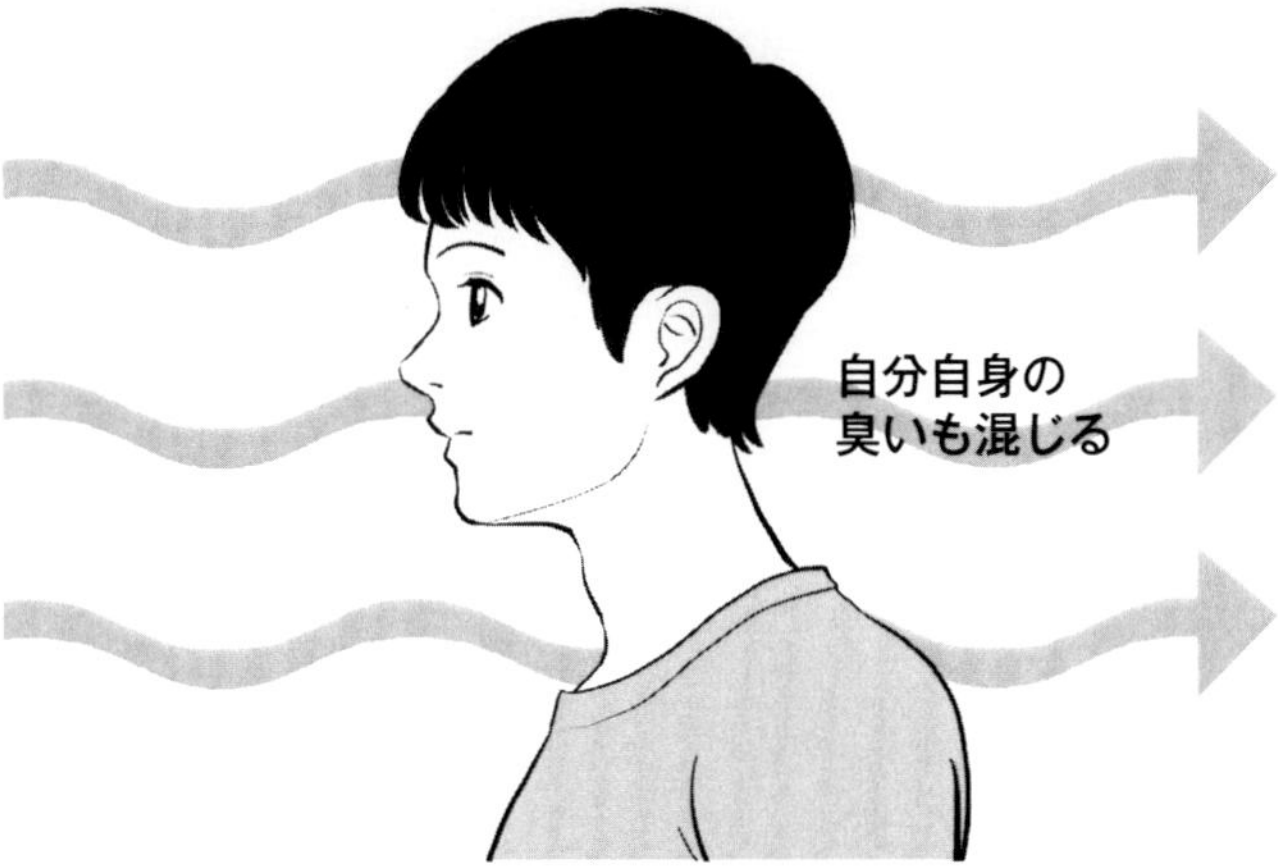

2-11

メガネの超音波洗浄機とは？

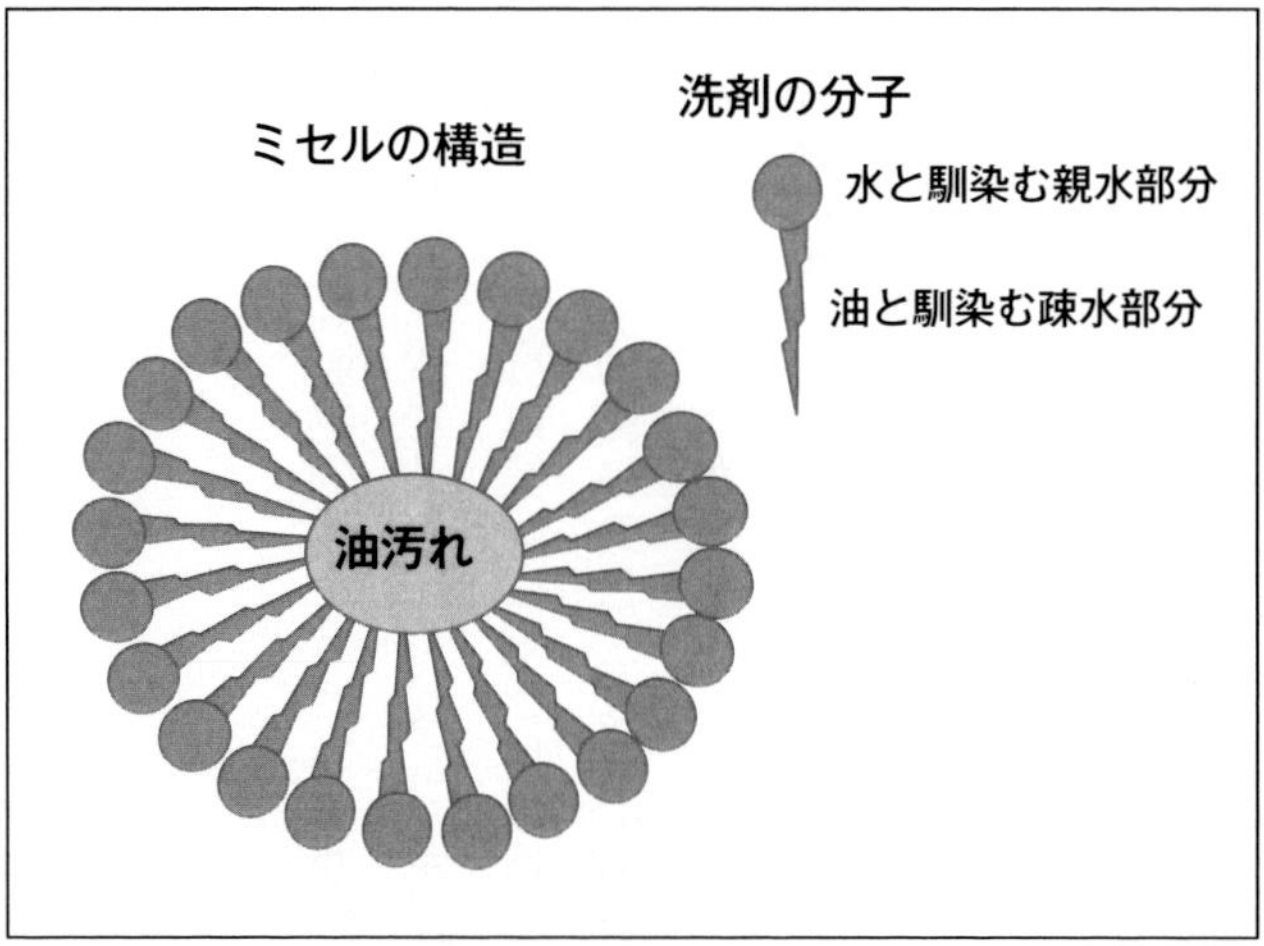

メガネ屋さんで超音波洗浄機をよく見かける。何故超音波をかけるとメガネがきれいになるのであろうか？　汚れのほとんどは疎水性で疎水結合によりメガネに付着している。親水性の汚れはただの水洗で除かれるからである。この疎水結合はファンデルワールス力（後述）と呼ばれ、距離の６乗に反比例している。**超音波は分子や原子を振動させる。**原子が動いて距離が2倍になると結合力は64分の1に減り、すみやかに疎水結合が切れる。ここで洗剤が存在すると汚れの疎水部分が洗剤の炭化水素鎖に結合してゆく。洗剤の量が十分多ければやがて汚れの回りを洗剤が取り囲むミセル状態になり、水に混じってメガネから取り除かれてゆくのである。

chapter 3

熱編

理論

熱ショックタンパク質

細胞が40℃以上の高熱状態に晒される時に合成されるタンパク質の総称。いくつかのファミリーがあり、他のタンパク質に結合し、構造異常があるとATP分解エネルギーを用いて正常な構造に戻す働きがある。その一種であるGRP78は特に優秀で、小胞体で合成されるタンパク質の構造異常、リン酸化や糖化などの修飾異常など、すべての異常を検知し、タンパク質合成を一時的にストップさせて異常構造のタンパク質を分解に導く。

3-1 風呂の効果とは

体温低下を人為的にカバーする方法として入浴がある。日本における入浴習慣が長寿世界一の秘訣と言っても過言ではない。欧米でも古来からサウナ風呂の習慣があり、経験的に体を一時的に高温に曝すと健康を維持できることが理解されていた。しかし、マスコミに登場する自称専門家（何をもって専門家と名乗っているのかわからないが）は口を揃えて40～41℃くらいの**低めの温度での入浴しなさいと勧められているが、これは間違っている**。別記（油理論）のように脂肪は温度が高ければ高いほどよく溶けて代謝される。油は水に溶けていれば代謝されるが、固まった状態では酵素が働かない。高めの温度でも短時間の入浴では効果がない。低めの温度でも長時間入浴するなどして、体の芯まで温めることが最も重要である。さらに42～

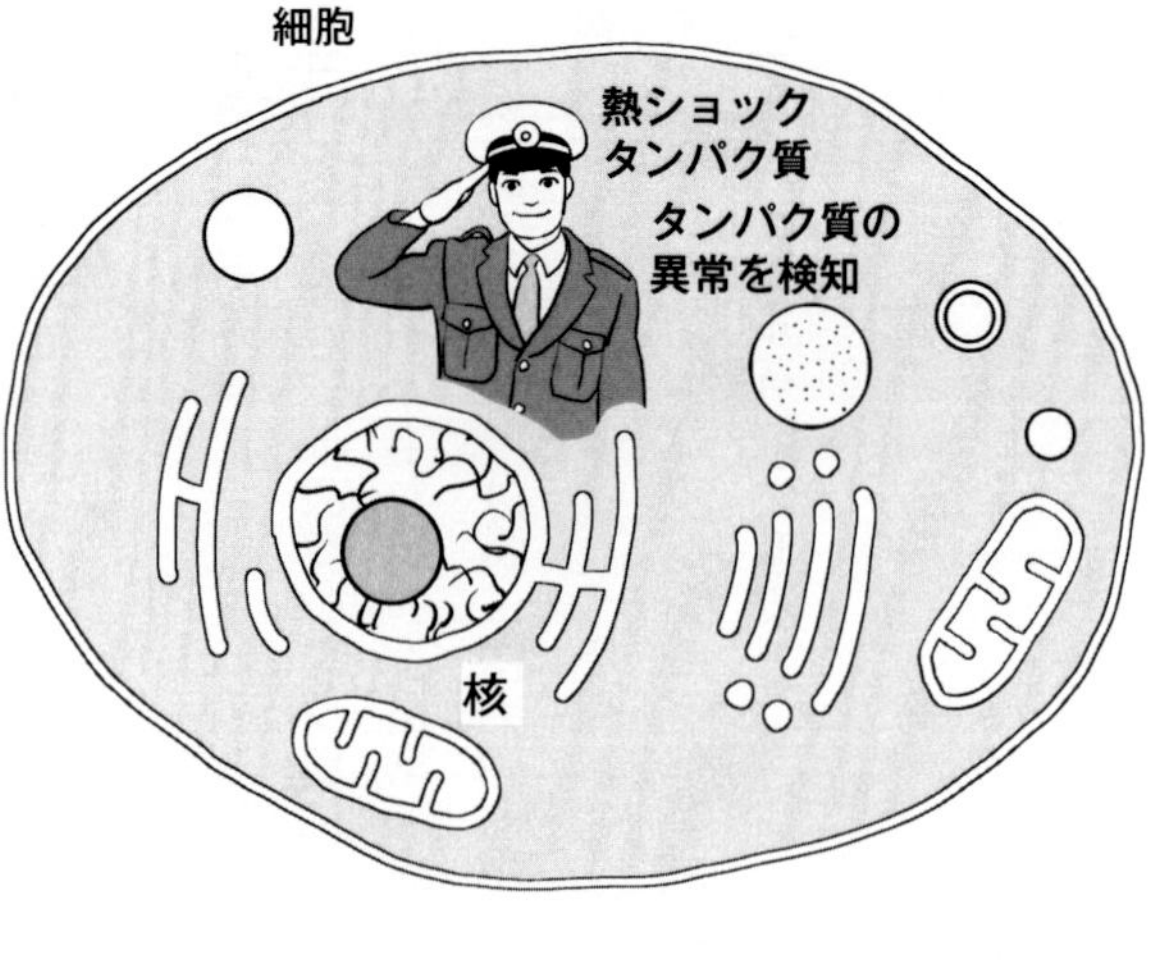
細胞
熱ショック
タンパク質
タンパク質の
異常を検知
核

45℃くらいでは**熱ショックタンパク質**という一群のタンパク質の合成が起こる。この熱ショックタンパク質は変性したタンパク質に結合してその構造を変化させる働きを持つ。たとえて言えば、細胞内で長時間働いて**疲れ切ったタンパク質をリフレッシュさせる**効果がある。また、熱ショックタンパク質の一種であるＨＳＰ90は発癌を予防する機能を持つ（筆者の未発表データ）。またＧＲＰ78という熱ショックタンパク質は異常な構造のタンパク質を素早く発見し、分解に導く。つまり、入浴は熱ショックタンパク質が合成される程度の高温で体の芯まで温めることが重要である。シャワーのみでは不十分である。ただし、息苦しくなるほどの高温で長時間頑張るのは活性酸素が発生してくるので逆効果である。

ここで大事なのは熱ショックタンパク質の合成を上げるには、文字通り熱というショックを与えることである。40℃くらいの湯船に浸かって徐々に温度を43℃に達するまで上げるのではなく、最初に43℃以上の湯船に浸かり、**一気に体温を上げる**ことが重要である。耐えられる人は45℃でも大丈夫である。

3-2

昭和のオヤジは長生き？

昔は内風呂がそれほど普及しておらず、昭和の世代に育った人々の多くは銭湯に通っていた。銭湯のお湯の温度は公衆衛生上、かなり高めに設定されていた。通常の銭湯では低温の浴槽と高温の浴槽に分かれていた。高温の浴槽は普通の人は少しの間も耐えきれないほどで、たまに頑張ってそこに入る人を見かけたくらいである。私も熱い風呂が好きなので頑張って高温の浴槽に入っていた一人である。それを考えると恐らく45℃か46℃くらいであったであろう。低温の浴槽はそれから推定すると**43℃くらい**であったであろう。多くの人は低温の浴槽には平気で浸かっていた。その結果、**熱ショックタンパク質がよく合成され**、体内の細胞はリフレッシュされたことであろう。若い頃にこのようにリフレッシュを繰り返すと疲労が蓄積しない。一方、平成時代には内風呂が一般的でぬるめの風呂やシャワーで済ましていると、疲弊したタンパク質が蓄積し、長い年月のうちには癌や認知症に発展する可能性がある。従って平成の人は昭和の人ほど長生きしないであろう。（この仮説は20～30年後に証明されるであろう。）

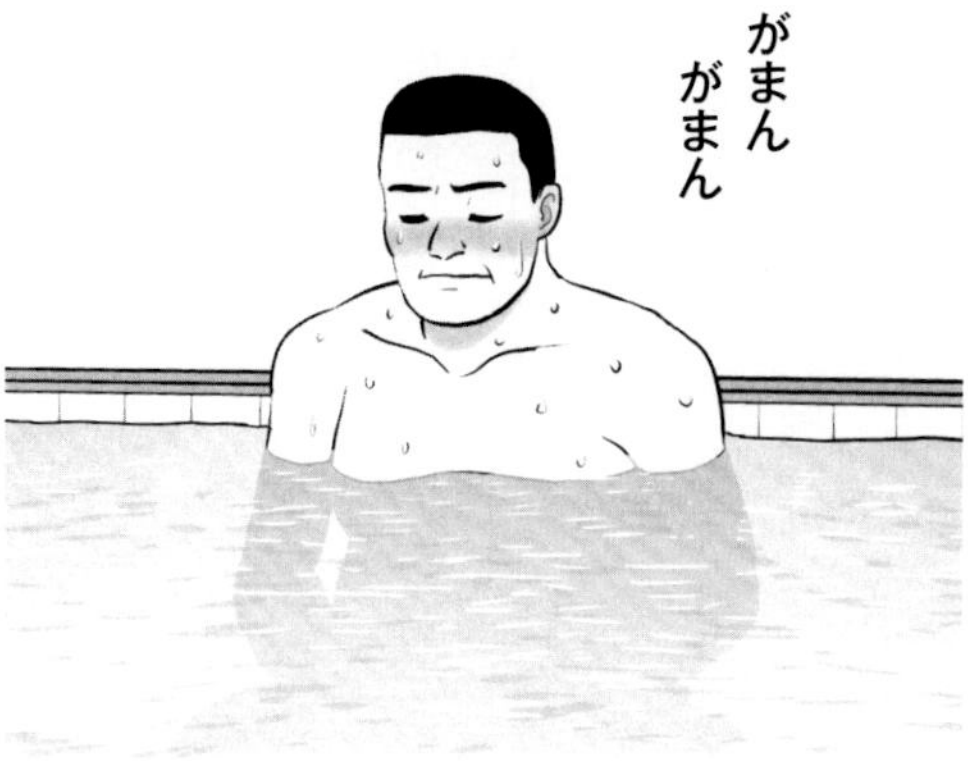

3-3 トラウマは入浴で解消

記憶は海馬の神経細胞において新しいタンパク質が合成されて、それが残存している間は記憶として残ると考えられている。良い記憶が残るのはよいが、悪い記憶が残ると精神的に落ち込む。特にショックを体験するとトラウマとなっていつまでも忘れることができなくなる。それを解消するためには**記憶に関わるタンパク質を分解してやればよい**。ショックの記憶に関わるタンパク質は通常は存在しない異常なタンパク質であるので、熱ショックタンパク質によって認識される可能性が高い。即ち、ショックな経験をしたら、**なるべく早いうちに熱い風呂に入って、何も考えずに、あるいは楽しかった経験を考えながら、じっと我慢して、できるだけ長く入浴**すると熱ショックタンパク質がたくさん合成され、トラウマタンパク質を見つけて分解に導いてくれる（かもしれない?）。ショックな経験を考えながら入浴するのは熱ショックタンパク質に耐性になるかもしれないので逆効果である。現代人はマスコミの勧めもあって、ぬるい風呂に入る人が多いので、些細なストレスがいつまでも残るのである。

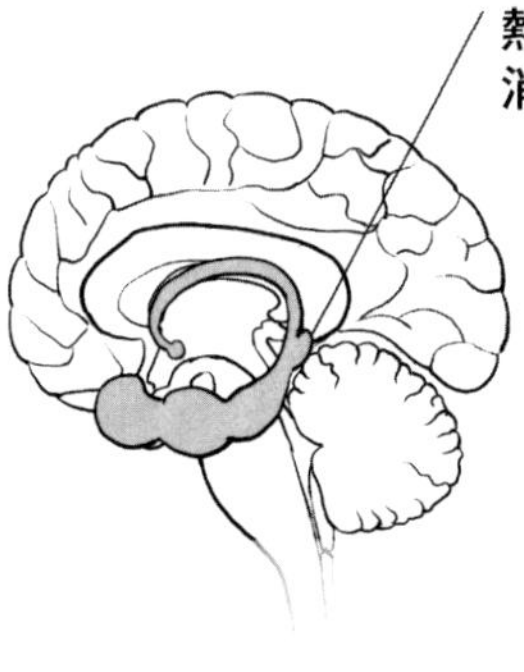

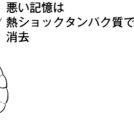

3-4 脳温度が大事

最近、脳温度が注目されてきた「頭寒足熱」といっても常に37℃以下であると神経細胞のタンパク質が徐々に変性して神経活動が鈍くなる。子供の頃の発熱が「**知恵熱**」と言われるのは、子供の頃には急速に脳神経細胞の発達するので、時に異常はタンパク質が合成され、そのような異常**タンパク質を熱ショックタンパク質によって再生する**必要があるからである。熱ショックタンパク質は変性したタンパク質に結合し、再生可能な場合は構造変化によって再生し、再生不可能な場合には分解させてしまう。大人になっても時々は脳温度を37℃より高くする必要があるが、加齢とともに基礎体温が低下し、脳温度も低くなる。その結果、変性タンパク質が増え、神経活動の低下、さらに認知症につながる。これらを予防するためにはサウナや入浴で脳温度を一時的に上げるとよ

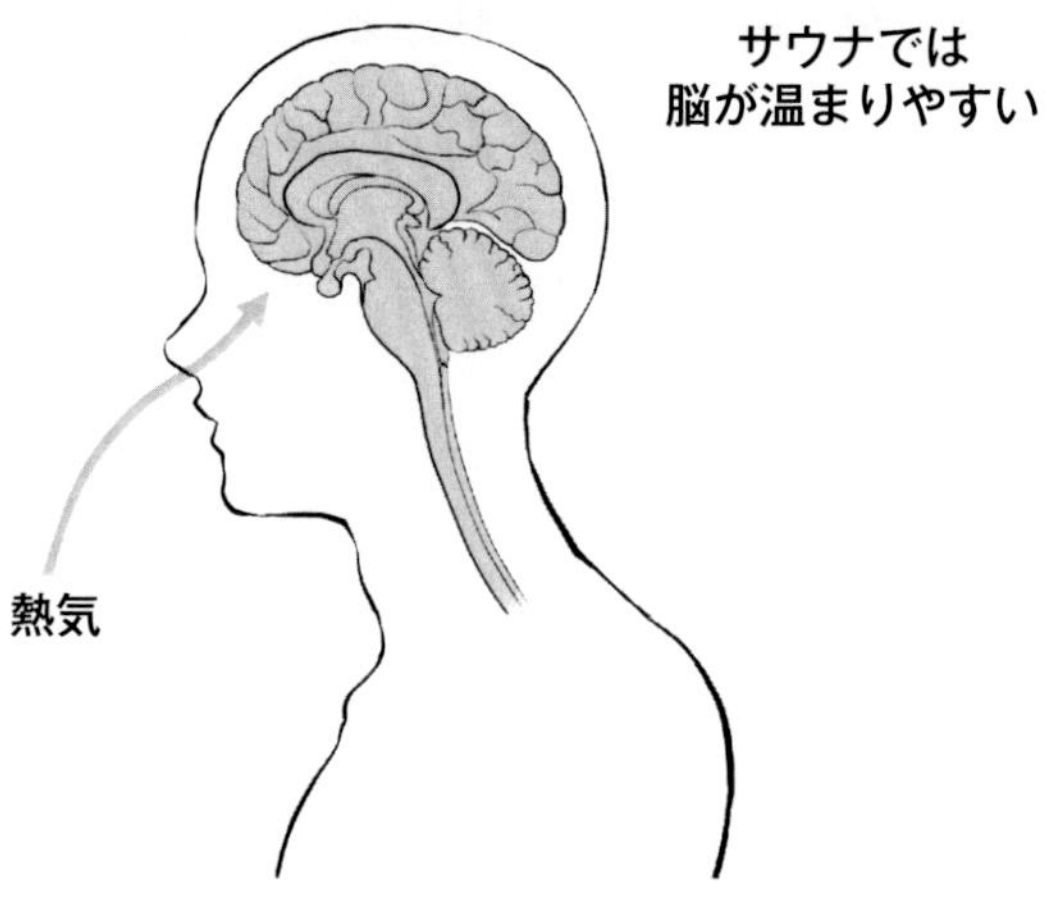

い。後述の海馬は脳の中心部分にあるので、表面だけでなく脳全体を温める必要がある。風呂に入ると首から下の体が暖まって、その結果、暖まった血液が脳を循環して脳を温めることになる。一方、**サウナ**では90℃くらいの部屋に入ってその空気を吸い込むので、**脳に近い鼻腔が暖まり、より効果的**である。

3-5

ヘアドライヤーの効果

熱い風呂は苦手という人にはよい方法がある。それは、髪を乾かす時に積極的にヘアドライヤーを使うことである。ドライヤーの温風は恐らく50℃以上であろう。それでやけどをしないのは前述のサウナと同様に空気が吹き付けられるだけであるからだ。しかしそれでも髪の毛だけでなく頭全体がかなり熱くなる。この状態では熱ショックタンパク質の効果が期待できる。髪の毛を長く伸ばしている人は**ドライヤーを使う時間も長いので、認知症になりにくい**であろう。

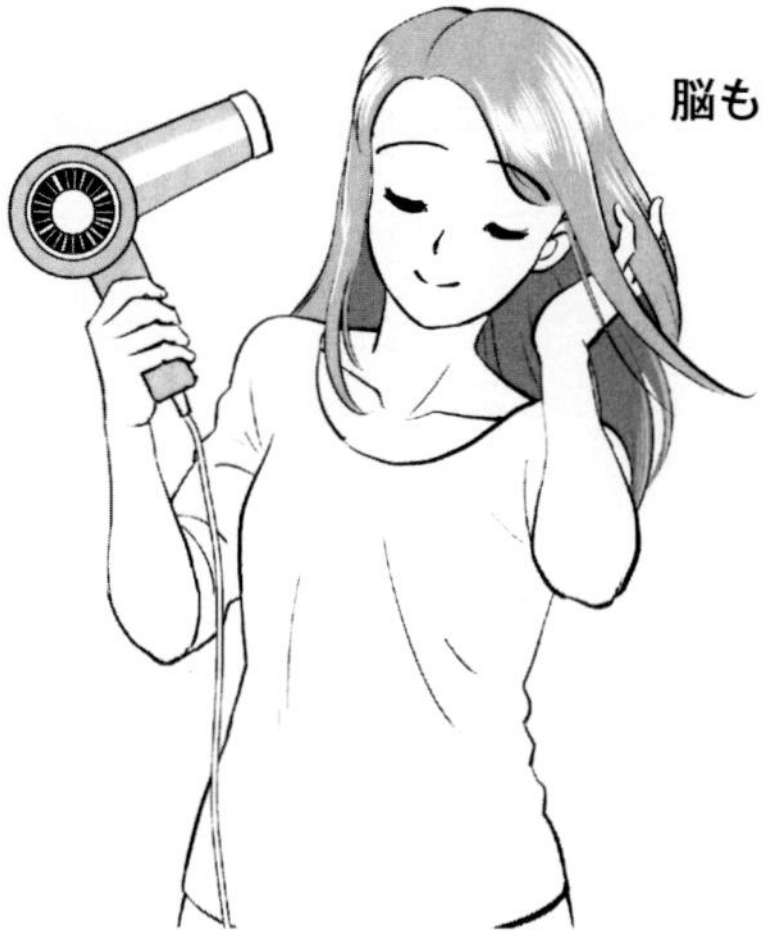

3-6 記憶を司る海馬は脳の内部にある

記憶を司る海馬という組織は頭の中心部にある。それは何故か？　上記のようにサウナや熱射病などで頭の表面温度はかなり高くなることがある。その時に熱ショックタンパク質が発現すると細胞がリフレッシュ／リセットされる。よく熱を発する前頭部の脳は物事を考えるところである。従ってこの部分がリセットされると新しい考え方を生み出すことができる。ところが**リセットされてはいけないのが海馬の神経細胞**である。これがリフレッシュされるとそれまでの記憶がなくなってしまう。熱を出す度に記憶がなくなっては困るので、熱が伝わりにくい内部に海馬は存在している。

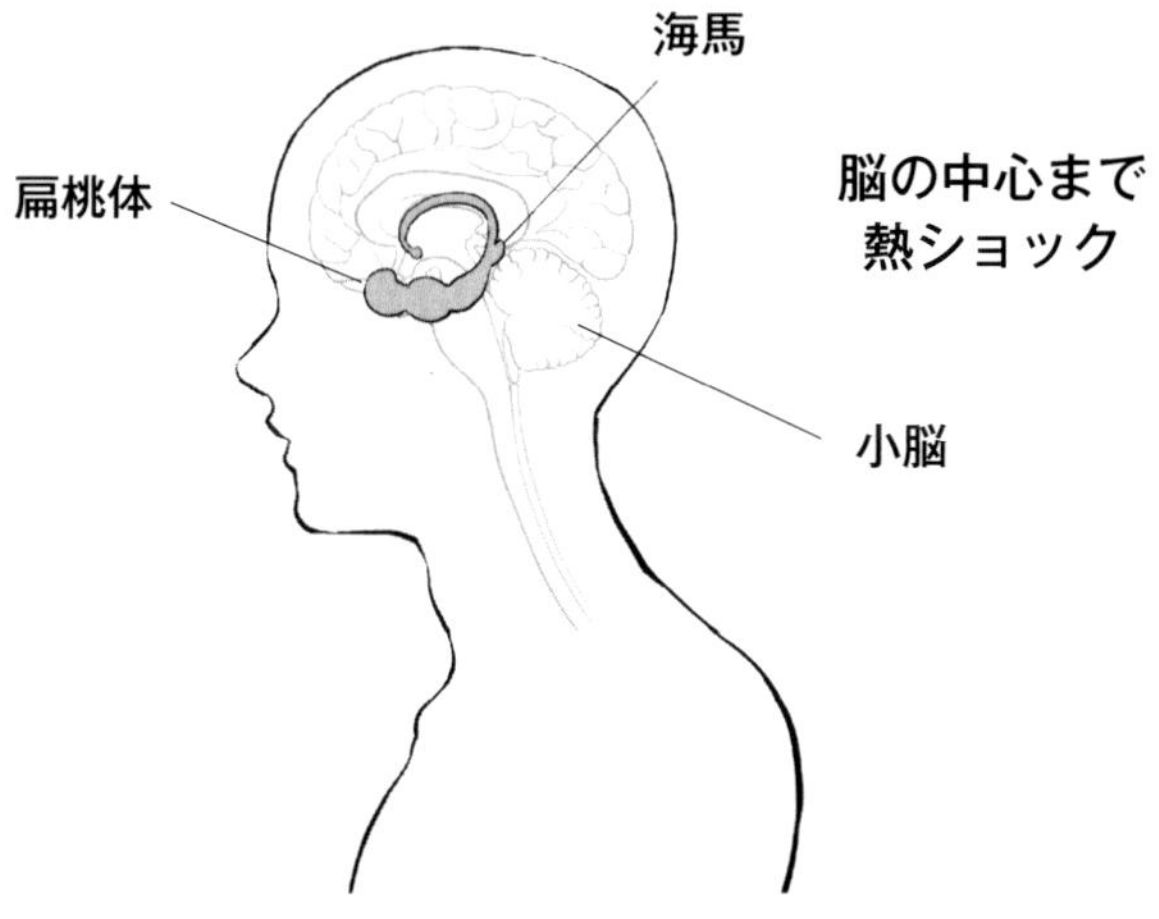

3-7

風呂に入ると疲れを感じるのは何故か？

入浴は疲れをとると考えられているが、それは前述のように疲れた（変性した）タンパク質を熱ショックタンパク質を使ってもとに戻すからである。では逆に、入浴後にかえって疲れを感じたという経験をお持ちの人も多いであろう。実は熱ショックタンパク質が働く時にはエネルギーが必要である。消化や呼吸で得られたエネルギーの多くはＡＴＰ（アデノシン三リン酸）という物質に蓄えられる。ＡＴＰにはリン酸が3個結合していて、末端のリン酸を切り離す（加水分解する）ことによって大きなエネルギーが得られる。**熱ショックタンパク質はこのＡＴＰを分解するエネルギーを使って変性タンパク質の構造を変化させる**のである。その時には当然、体内のＡＴＰ量（エネルギー量）は減るので疲れを感じるのである。しかし、食事と休養でＡＴＰが補充されれば、入浴前よりはリフレッシュされて元気になる。逆に食事と休養を十分に取れない場合に限っては熱ショックタンパク質が増加しないようなぬるめの湯につかるのがよい。

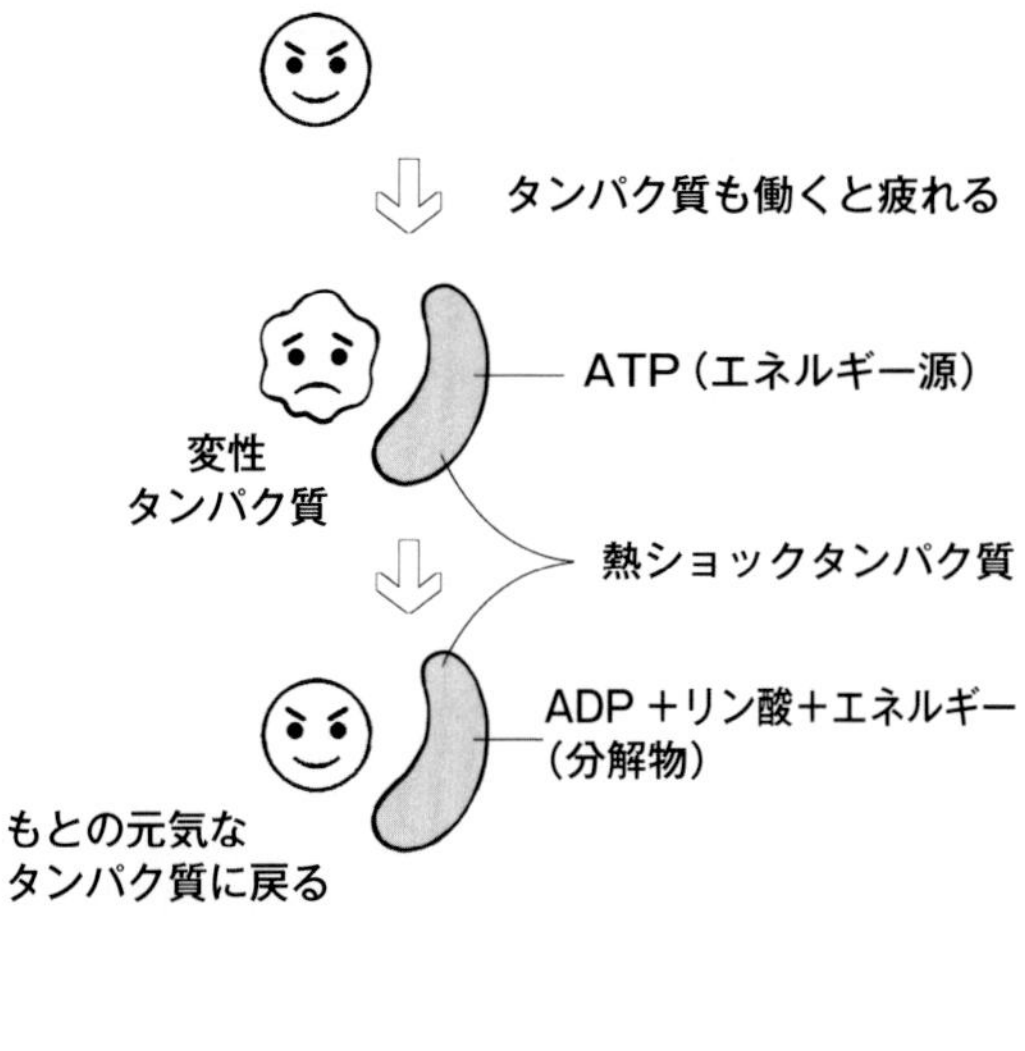

3-8

風邪をひいた時は入浴を避ける？

風邪気味の時は入浴を避けるというのは日本だけのようである。欧米では短時間の入浴で湯冷めしないようにすることはむしろ推奨されているので、日本の習慣は意味がないという説もある。果たしてそうであろうか？　前記のように**入浴はＡＴＰというエネルギー源を消費する。**風邪は人体とばい菌の戦いである。**人体のエネルギーが少しでも減れば戦いは不利になる。**従って、とりあえず2、3日は入浴を避けるべきである。ただし、それ以上の長期になると体が汚れて、他のばい菌の感染の確率も高くなり、免疫細胞がいろいろなばい菌を相手に戦わなくてはならなくなるので、できるだけ体を清潔に保つことが早期の回復に必要である。

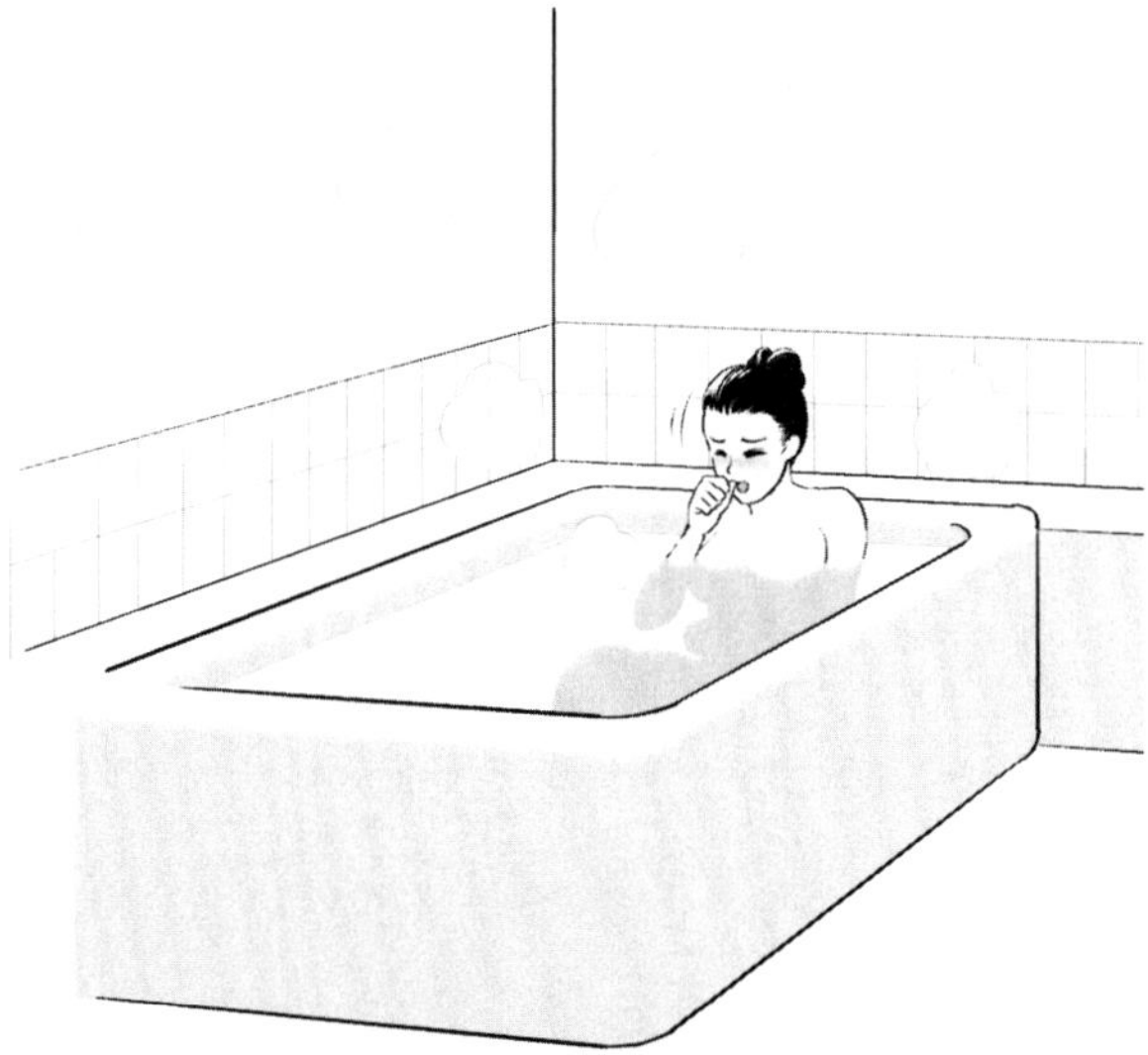

3-9 効果的な入浴の仕方とは？

以上の油や洗剤の性質を踏まえて入浴はどのようにすればよいか考えてみよう。

内風呂の場合、まずお湯を体にかけて少し温める。次に湯船に入るわけであるが、いきなり全身を浸けるのは危険である。全身の血管が拡張して急速に血圧が下がるからである。そこで足だけをお湯に浸け、その後2～3分くらいかけてゆっくりと全身を浸けるとよい。

お湯の温度は、**夏場は41～43℃くらい**、**冬場は42～44℃くらい**に設定する。夏場は体全体が温まっているので低めでよいが、冬場は体が冷えているので、体の中心まで温めることが必要である。お湯に浸かる時間も大事である。低めの温度では長く浸かる必要があり、高めの温度では短めで十分である。短めと言っても10分以上は必要である。体の芯まで温めるというのは脳温度を一時的に上昇させるという意味をも持つ。

次に体を石鹸で洗うわけであるが、まず必要であるのは**石鹸を十分使う**ということである。後述のように洗剤はごみの周りを囲ってミセルという構造を形成する。ミセルの構造が不十分であるとよく洗えない。汚れの量に対して十分な量の石鹸を使う必要がある。またミセルを形成させるだけの十分な時間も必要であるため、石鹸でごしごし洗ってもすぐさま洗い流してしまうと効果半減である。

石鹸を洗い流す時に注意すべきはお湯で**洗剤を完全に取り除く**ということである。後述のように、少しでも残った洗剤は細菌の格好のえさとなる。これでは逆効果である。洗い流す時にもシャワーをかけながらタオルやスポンジを使って完全に石鹸を取り除くことが必要である。シャンプーを洗い流す時はヘアブラシなどを使って毛髪だけでなく地肌に付着したシャンプーもよく取り除くのがよい。よく言われているように指先でこするのでは不十分である。

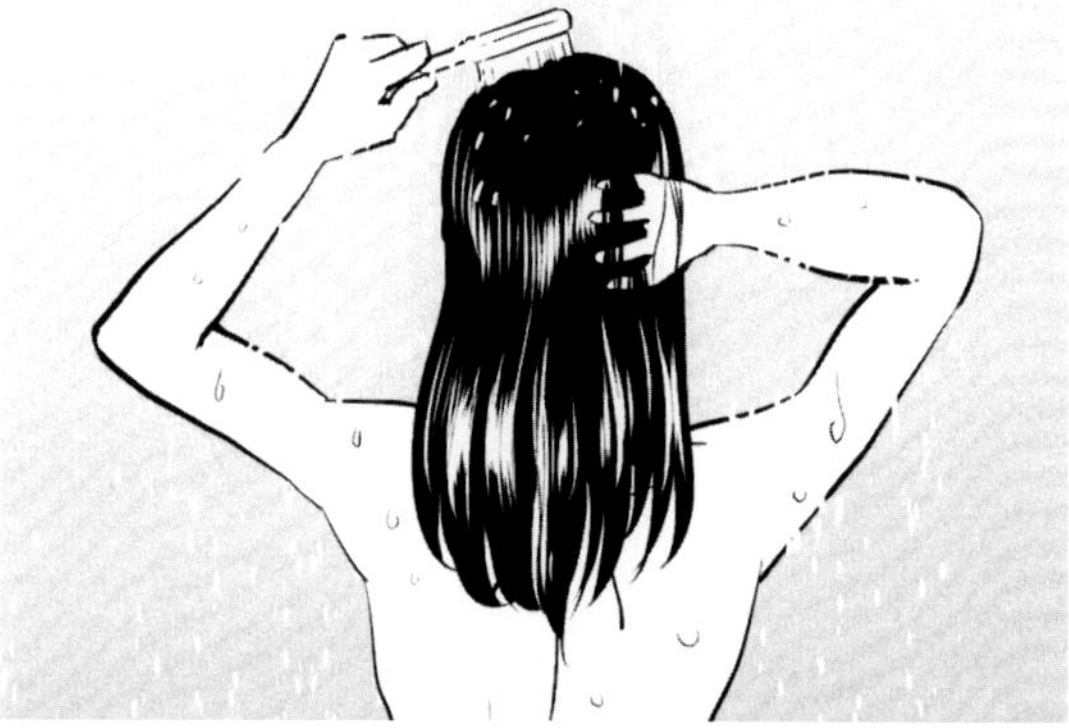

3-10

入浴中の死亡事故の原因は何か？

入浴中の死亡事故は高齢者では特に多い。これは入浴中に気持ちよくなって寝てしまうことによる溺死であるという説があるがそれは誤りである。寝ている人に水をかけるとあわてて飛び起きる。一般に脱衣場は寒く、寒い脱衣場で衣服を脱ぐと血圧が上がる。血圧をもとに戻すために急速に血液中の水分を腎臓から膀胱に移す。その後、急に温かい風呂に浸かると血管が膨張して**血圧が急に下がる。**高齢者では組織から血管への水分の輸送能力が低下しているために、低血圧の状態が続く。その結果、**脳は貧血状態に陥り、機能停止**する。言わば**失神状態**なので、顔が水没して溺れてもそれに気付かず、そのまま溺死してしまうのである。湯の温度が42℃では心地よい気持ちのまま貧血に陥ることがあるが、43℃以上ではやがて苦しくなって、いやでも目が覚めるので43℃以上がよい。

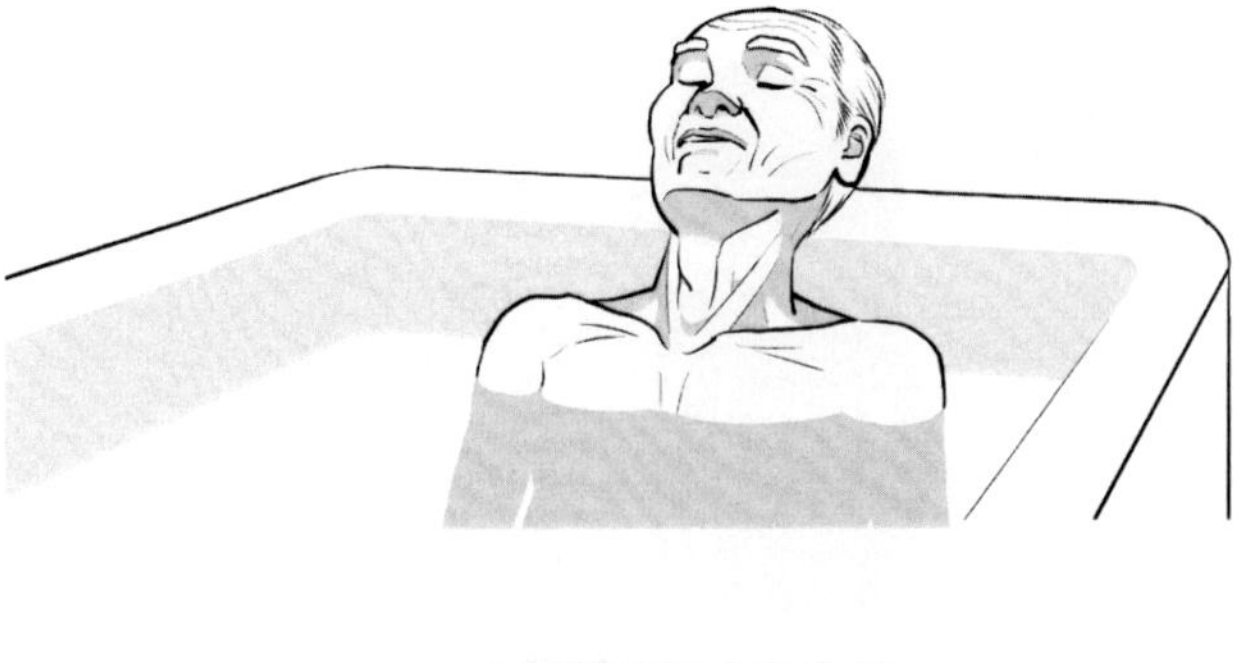

血圧低下による失神

3-11 お茶が健康によいのは何故か？

緑茶を飲む習慣が日本人の長寿の一因と言われている。私も同感である。一般的には緑茶に含まれるカテキンの抗酸化作用によると説明されているが、私はそうは思わない。カテキンの作用はあってもごくわずかであろう。では何か？　水分を十分とることが健康の秘訣とよく言われる。水分をたくさんとり、たくさん排出することによって、水に溶けている老廃物や有害物質が体外に除去される。また尿路結石や腎臓結石などを予防する効果もある。1日に1リットルとか2リットルとか飲むといいそうである。しかしながら、ただの水をそれだけ多量に飲むことはかなり苦痛である。おいしく感じないものを無理して飲むとかえってストレスがたまり、健康によいとは言えない。その点、緑茶は適度においしく感じるし、さらに飽きがこない。中国茶もよいが、日本人には何故か飽きてしまう。**飽きないで継続的に水分をとれる**のが

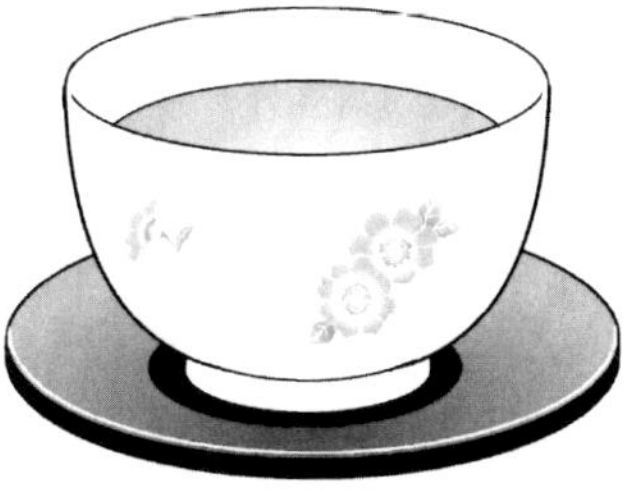

緑茶の特徴である。もう一つは温かい飲み物であるということである。冬場などの寒い時期に少しでも温**かい飲み物で体を温めることによって脂肪の代謝がよくなる。**さらに、お茶は糖分を含まないというのも重要な性質である。水分補給ならジュース類でもよいが、ジュースやある種のスポーツドリンクには糖分が含まれており、その結果、インスリンが分泌される。インスリンの分布は食後に一時的に高くなるのでそこにリズムができるが、ちょっと喉が渇いたからといってすぐにジュース類を飲むとインスリンが分泌されっぱなしとなる。そうするとインスリンを受け取る肝臓の細胞は徐々に不感症になり、インスリンが分泌されても血糖値を下げることができなくなる。これが2型糖尿病である。喉が乾いた時は糖分を含まないお茶が最適である。

3-12 腹筋運動でお腹がへこむのは何故か？

中高年になって腹が出てくると腹筋運動をすることによって抑えられる。腹筋運動を助ける健康器具はさまざまなものが販売されている。腹筋を鍛えれば腹がへこむのはあたりまえではないかと言う人も多いと思うが、腹筋はその名のとおり筋肉であり、腹が出る要因は脂肪である。これらは隣接しているとはいえ全く別物である。筋肉細胞が変化して脂肪になるわけではない。では何故脂肪が減るか？　**筋肉は動かす度に熱を発する。**筋肉を動かす時はエネルギーを消費する。そのエネルギーをすべて運動エネルギーに変えることができれば熱は発生しない。どんな高性能のエンジンでも熱の発生は防ぐことができない。人体にある酵素は機械よりはるかに優れていて熱の発生は少ないが、それでも激しく運動するほど熱は発生する。一方、脂肪は体のあちこちに自然に溜まり、特に動かさない場所に

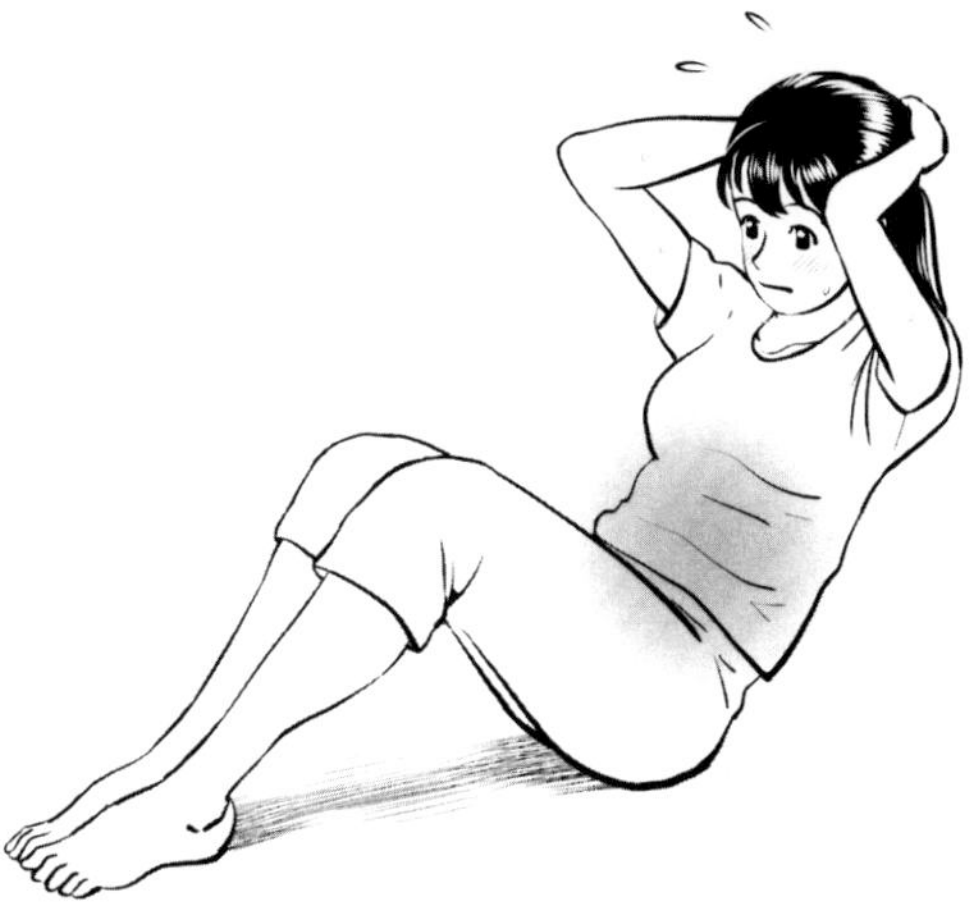

溜まってくる。座った姿勢が長く続くと、腹の皮膚に余裕ができてそこに脂肪が溜まる。脂肪は前述のように、**温度が上がると液化する。**温度が下がると固体化して組織に沈着する。即ち、**腹筋運動で腹に熱を発生させれば、そこに溜まった脂肪が溶け出す。**液化した脂肪は他の部位に移動しているうちに代謝酵素で分解されたり、肝臓に運ばれて代謝されてなくなる。

つまり、腹筋運動は腹を温めることによりウエストを細くするのである。その意味では、単に腹を温めるだけで十分と言える。バカボンのパパはいつもステテコに腹巻が定番である。腹巻は見栄えがよくないので最近は見かけなくなったが、スタイルを気にする人は帰宅したら即、腹巻を着用すべきである。腹筋運動すると活性酸素が発生するので人によっては逆効果である（活性酸素編参照）。

chapter 4

バリアー編

理論 油はべとべとしている

炭素（C）と水素（H）のみからできている化合物のもう一つの性質はべとべとしているということである。前述の「油を売る」は油売りの商人が客と長話をしている様子が仕事をさぼっているように見えたことに由来する。これは油を容器に移して計り売りする時にべとべとしているので時間がかかる、それでその間、客と話をしていたわけで、商人は必ずしもさぼっていたわけではないのである。

その油のべとべとする原因は酸素や窒素を含まないので水と馴染まないからである。これを疎水性と言う。炭化水素鎖どうしを引きつけ合う力をファンデルワールス力と呼ぶ。この疎水結合は原子と原子の間で互いに引き合う力で、接近した状態では原子間の距離の6乗に反比例すると言われている。つまり、距離が半分になると引き合う力は64倍になるという計算である。

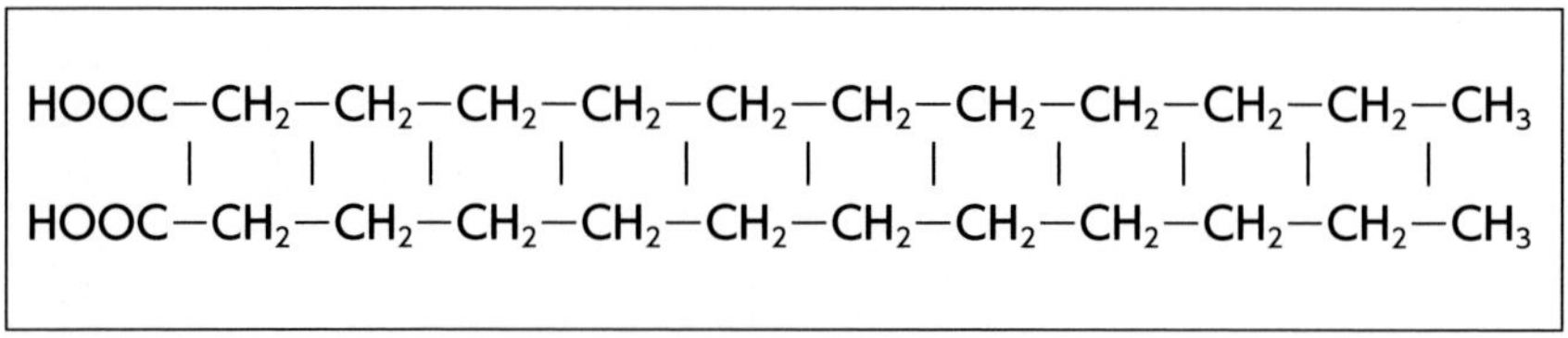
HOOC−CH2−CH2−CH2−CH2−CH2−CH2−CH2−CH2−CH2−CH2−CH3
HOOC−CH2−CH2−CH2−CH2−CH2−CH2−CH2−CH2−CH2−CH2−CH3

図３　ファンデルワールス力

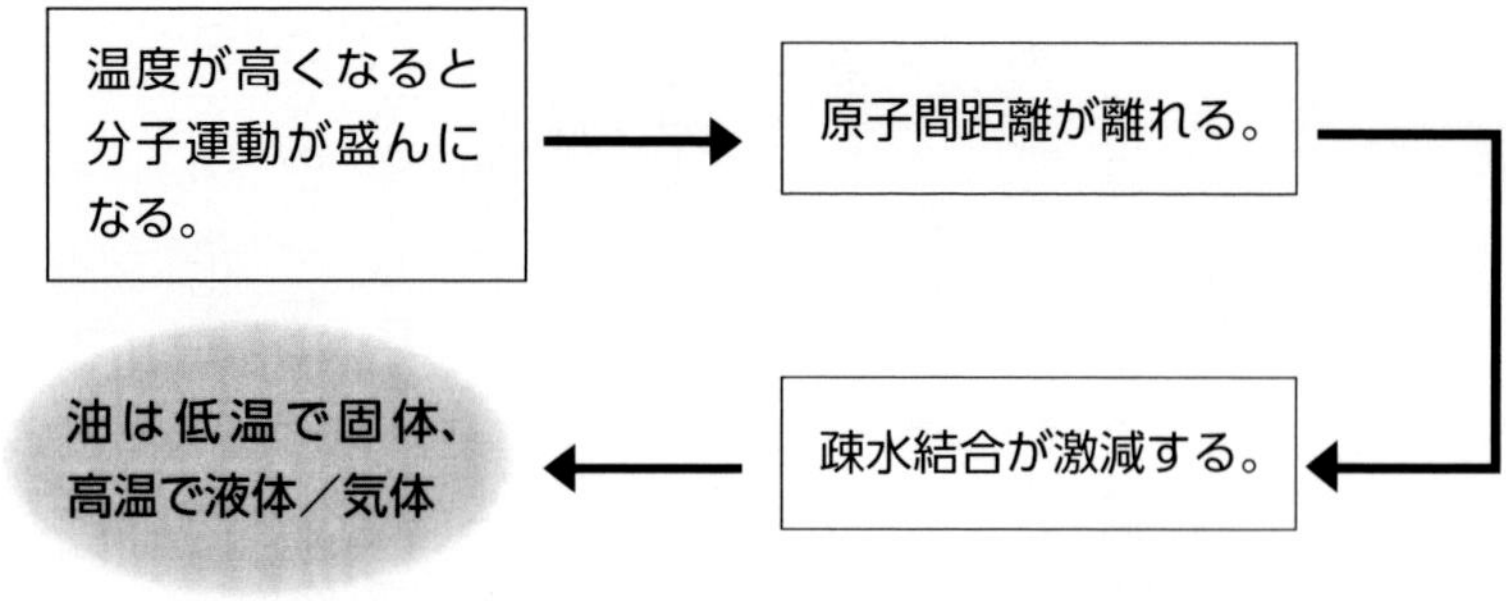
温度が高くなると分子運動が盛んになる。
原子間距離が離れる。
疎水結合が激減する。
油は低温で固体、高温で液体／気体

4-1 油はバリアーとなる

前述のように油は水と馴染まないのでバリアーとして使われる。車にワックスを塗る様子をイメージしていただきたい。ワックス（油）の効果により雨がはじかれて車本体に汚れがつかず、さびも出にくい。同じことが細胞や人体でも言える。細胞を外界と隔てる膜（細胞膜）は主にリン脂質という脂肪でできている。この膜によって細胞の中と外が明確に区別されている。

同じことが人体についても言える。ヒトの体は皮膚組織で覆われている。この皮膚は内側の内皮細胞とそれが角質化した外側の組織から成っているが、**水を完全には遮断できない**。風呂やプールに長く入っていると指先の皮膚が伸びてくることからわかる。そこでヒトや動物は皮膚から**油を分泌してバリアー効果を高めている**。特に弱い部分や重要な部分では油の分泌が盛んである。たとえば最も油がたまりやすいのは鼻である。ヒトは歩く時、鼻が先頭に位置する。従って鼻は真っ先に外界と接する部分であるので、この部分を保護するために多量の油を鼻から分泌している。鼻の次は顔全体である。顔全体にも油を盛んに分泌して保護している。

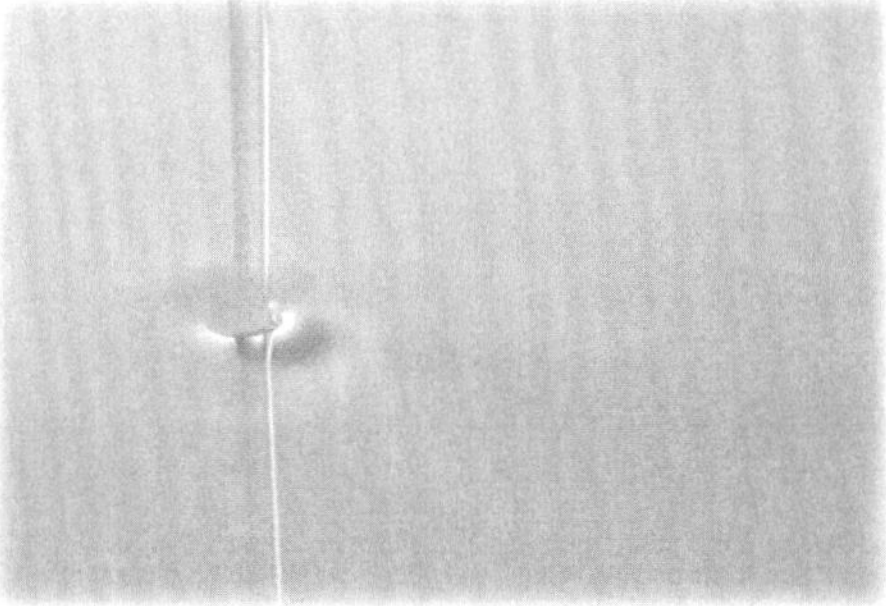

4-2 犯罪捜査で指紋が使われる訳

犯罪捜査では昔から指紋が使われている。もちろん指紋は一人一人違うので、個人を識別しやすいということはある。しかしそれだけではない。指の触れたところに指紋が残るからである。何故か？　それは**指先から常に油が分泌されている**からである。顔と同様に指はヒトが真っ先に外界と接触するところである。霊長類は未知の物質に対して目や鼻で確認できない時は指で触れてみる。当然ながら指は有害物質に接する機会も多くなる。そのために指先のバリアーとして油が分泌されるわけである。分泌された油は人体よりも低温の対象物に接触して固体化して残る。いっしょに分泌された水分は蒸発してなくなる。

外から帰るとまず「手を洗いましょう」と言われる。手洗いの習慣は病気の予防に効果的である。しかし上記

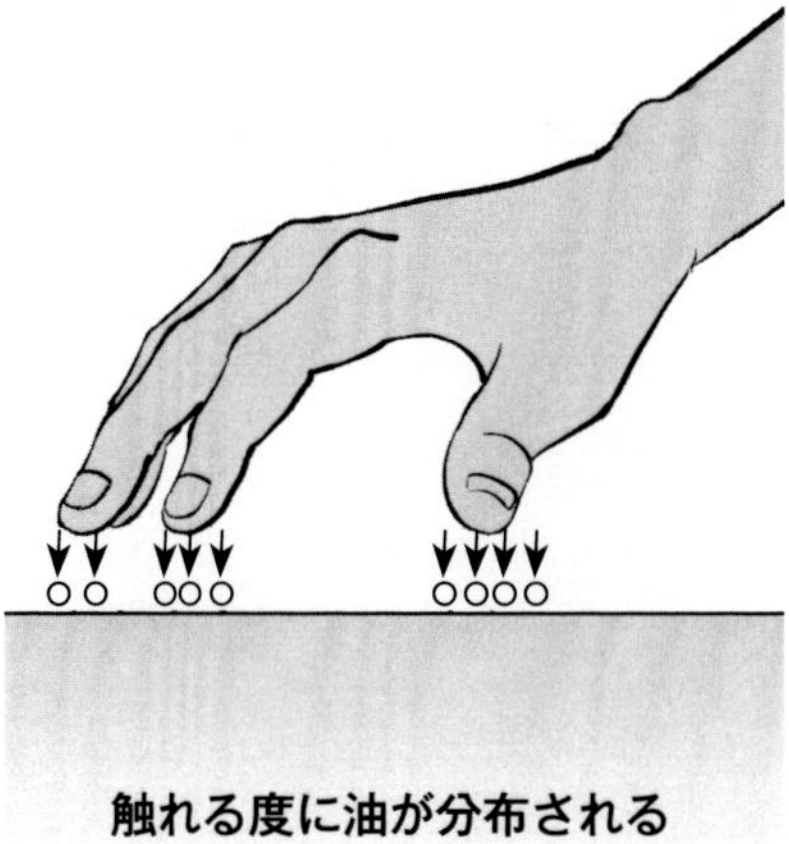

触れる度に油が分布される

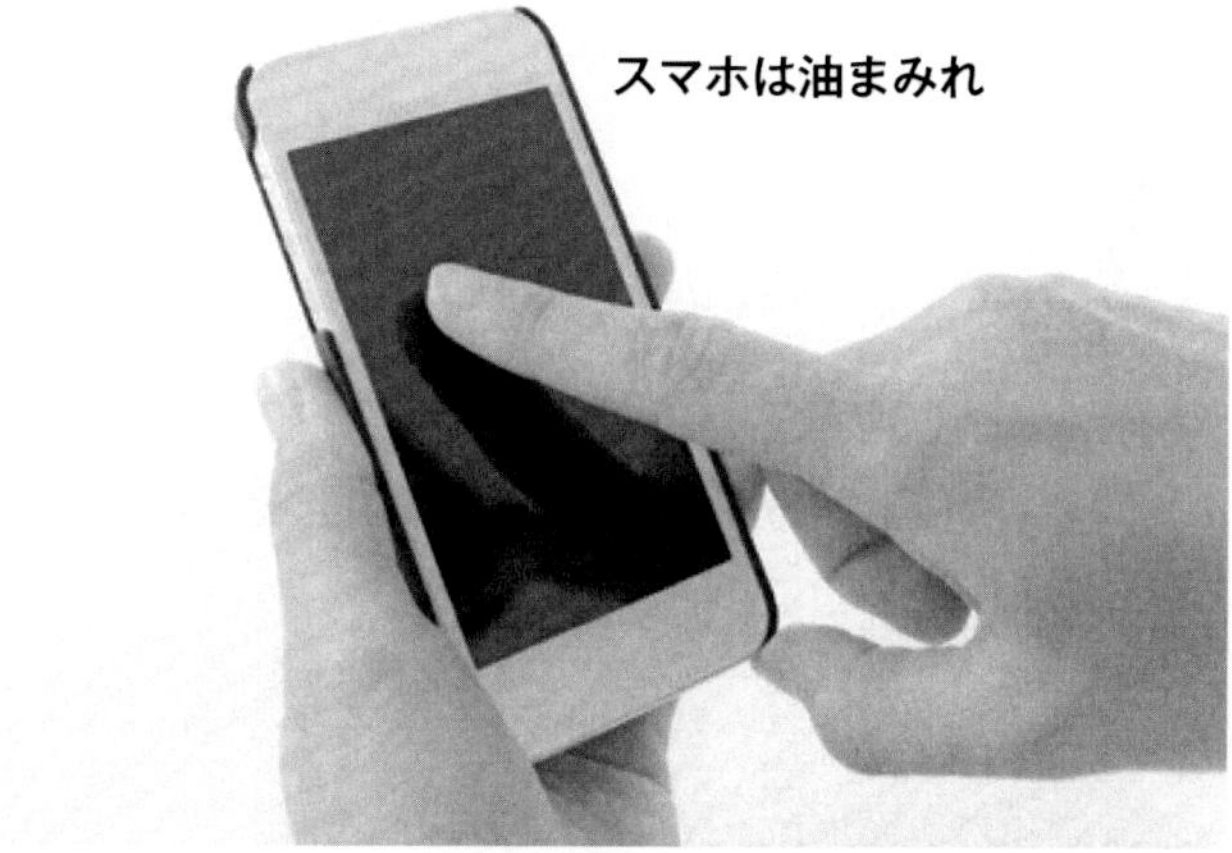

のように、指先はものに触れる度に油を分泌している。触れる度に次々と油が分泌されるので、指先に残る量は少ない。つまり、指先についた汚れは分泌された油とともに「もの」の方に付着して、指先にはほとんど残らない。触れたモノのほうに汚れが移るので手は想像するほど汚くはない。

ちなみに、私は指で操作するスマホが嫌いである。指で触れる度にスマホが油まみれになり、汚れてゆく。現在の技術では器具を使わない指による操作が最も手軽であるので、スマホが普及しているわけであるが、汚れを貯めるスマホがいつまでも続くわけがない。まもなく、指で触れない操作、たとえば目の動きとまばたきによる操作など、に代わるはずである。

4-3

髪の毛の役割

ヒトはサルから進化して体中の毛が少なくなっていった。それでも髪の毛だけはたくさん残っている。何故か？　頭は生存してゆくために最も重要な部分である。そのために髪の毛が必要であるということはわかる。ではその役割は？　ぶつかった時に髪の毛でクッションになるという考え方もあるが、髪の毛のクッション作用はごくわずかである。実は頭からも大量の油を分泌している。さらに**分泌された油**は頭の熱で一部は気化するが、それが周囲の**冷たい髪の毛に触れて再び液化して付着**する。これらにより**頭は油で守られた状態になっている**。風呂に入った時に、体は1回しか洗わないのに頭は2回洗う人が結構いる。散髪屋さんでも髪は2回洗ってくれる。体を洗う石けんと髪を洗うシャンプーは通常別である。これらはいかに頭に油が多いかを示している。

では頭の面積と髪の毛の表面積を比較してみよう。髪の毛

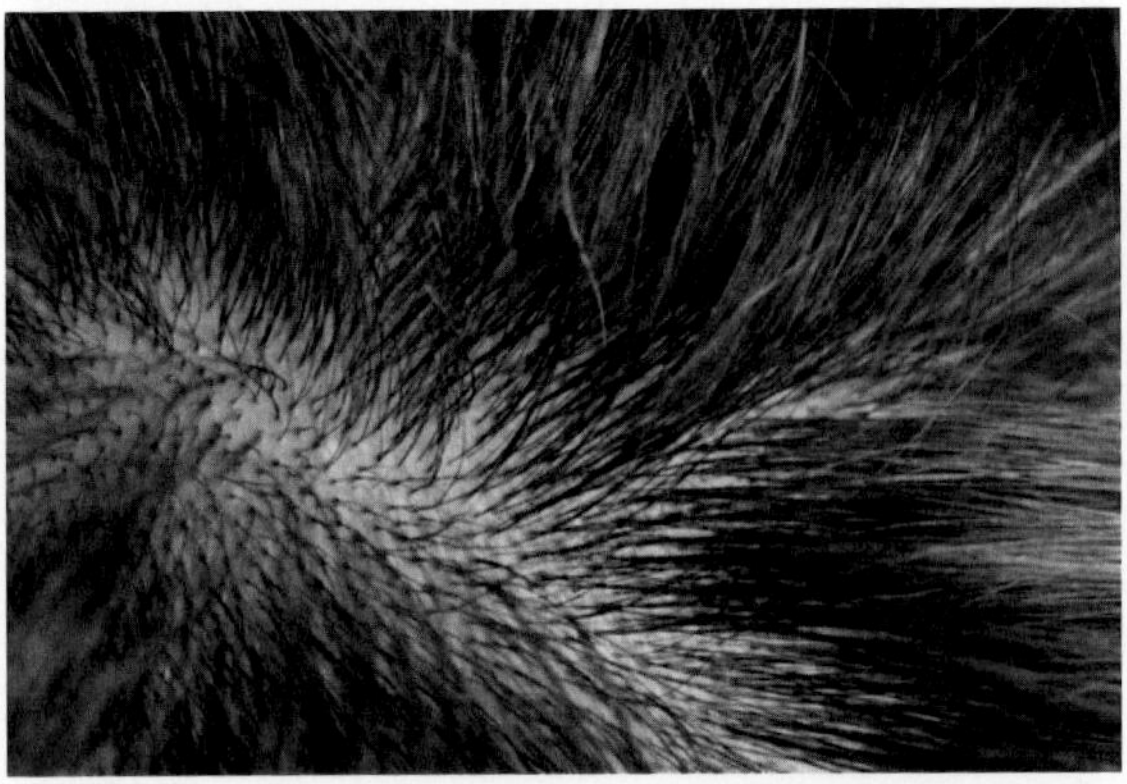

の生えている部分の面積は広くとも半径15㎝程度の円であるとすると、その面積は

$15 \times 15 \times 3.14 = 706.5\mathrm{cm}^2$

くらいである。一方、髪の毛の直径を０・０８㎜（＝０・００８㎝）、本数を10万本、長さを10㎝程度とすると、その表面積の合計は

$0.08 \times 3.14 \times 10 \times 100000 = 25120\mathrm{cm}^2$

となり、長さ10㎝程度の短髪でも頭の面積の約36倍になる。このように表面積を増やし、そこに油をためて頭を保護しているのである。

4-4

窮地に陥った時に汗をかくのは何故か?

ヒトはピンチに陥った時に油汗をかく。冷や汗も同様であるが、窮地に陥った時の発汗は主に油を分泌するのが目的である。盛んに**油を分泌してバリアーをつくり体を本能的に守ろう**とする結果である。油は通常血液やリンパ液に微量溶けているので窮地の際に多量の油を一気に分泌することは不可能である。その代わりに水分もろとも油を放出するのである。脇の下や足の裏など、稼働部分に汗を分泌しやすいのもバリアーを作り、さらに油成分が潤滑油となって身を守るためである。

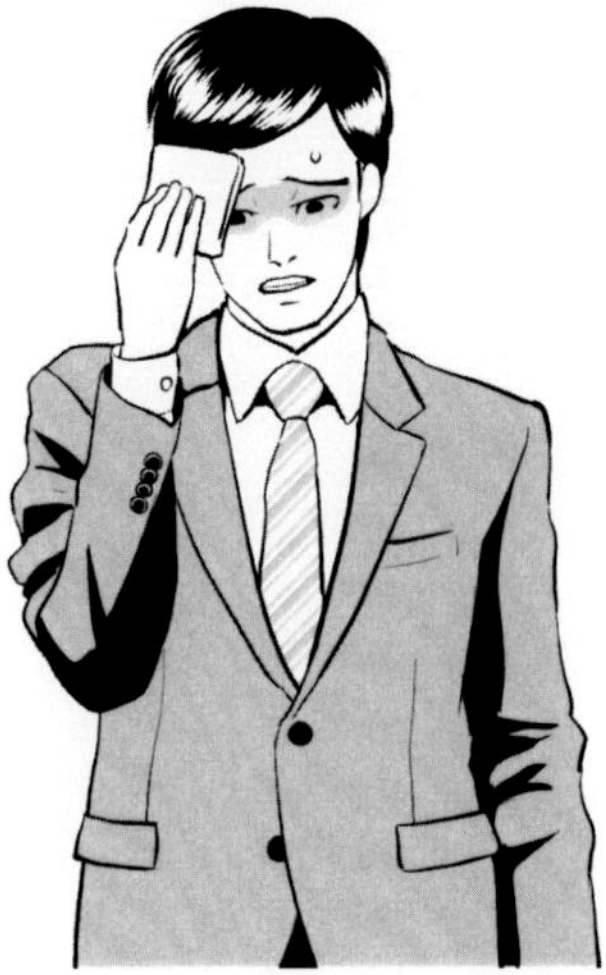

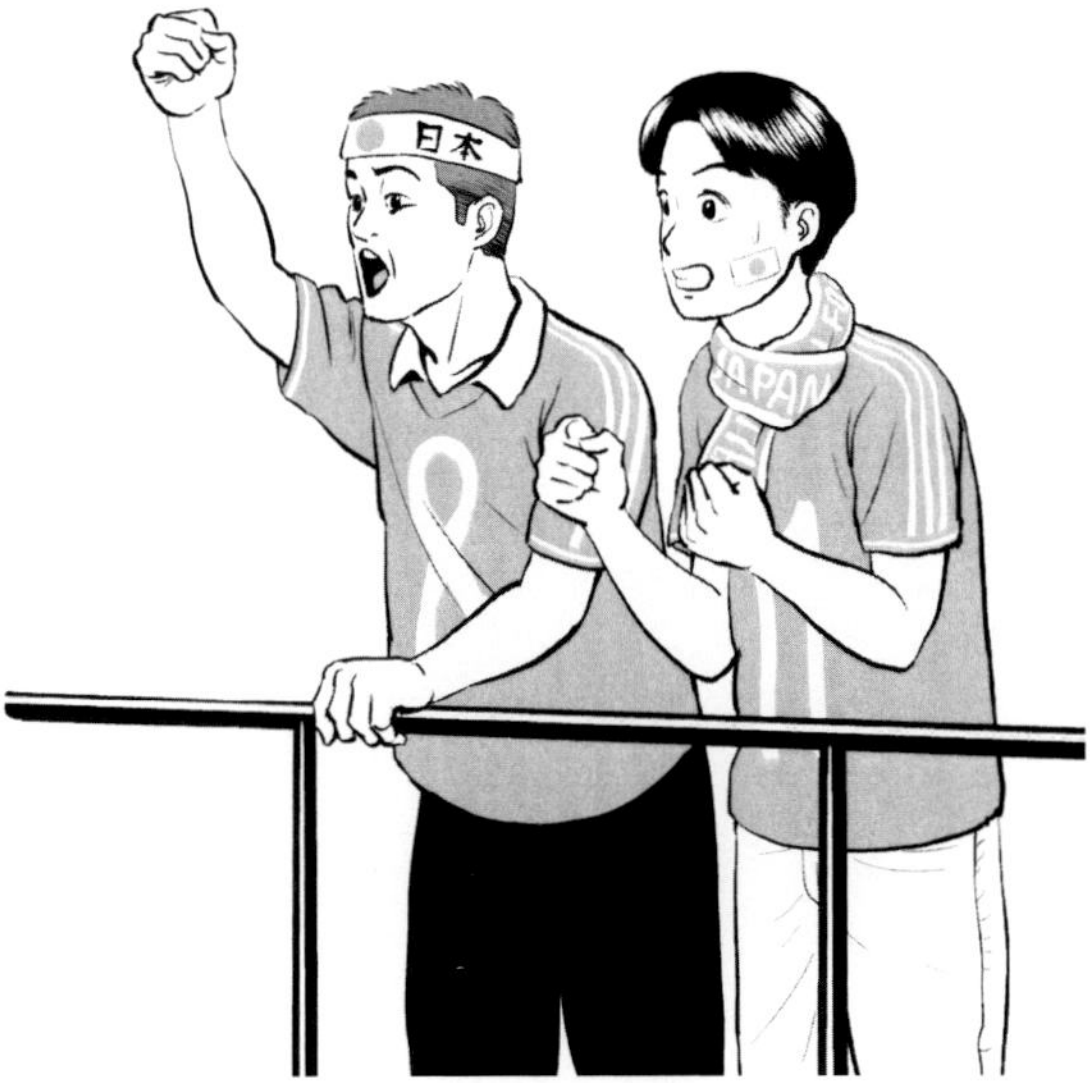

4-5

手に汗を握る

「手に汗を握る」という現象も同様である。スポーツ観戦時などにおいてハラハラ、ドキドキといった高度の緊張状態ではあたかも自分がプレーしているように錯覚し、**大事な手を保護するために汗を出し、そこに含まれる油でバリアーを形成**し、自らを守ろうとする防御反応である。

chapter 5

油は栄養源編

原理 油はエネルギー源となる

炭素（C）と水素（H）のみからできている化合物というとメタン（CH_4）やプロパン（$CH_3-CH_2-CH_3$）に代表されるように「燃える」という性質がある。つまり、酸素と反応して水と二酸化炭素に変わる時に大きなエネルギーを放出する。脂肪は人体内では熱を出さず、運動や代謝のエネルギーとして使用される。逆に体内でエネルギーが余った場合には脂肪の形にして蓄えられる。これが体内脂肪となる。

メタン

$$CH_4 + 2O_2 \rightarrow CO_2 + 2H_2O + \text{エネルギー}$$

プロパン

$$CH_3-CH_2-CH_3 + 5O_2 \rightarrow 3CO_2 + 4H_2O + \text{エネルギー}$$

5-1

洗髪しないと頭がかゆくなるのは何故か？

本来は頭を保護している油であるが、前述のように**油は一方では栄養源**である。そのために空気中の**雑菌**は髪の毛に付着するとそこにある**油を栄養源として繁殖**してゆく。現代人は清潔な環境で育っているので雑菌に対する免疫が過敏であり、かゆみを生じるのである。髪の毛の雑菌と共生できるように順応した人は洗髪しなくても平気であるが、普段から清潔にしている人は常に髪の毛も清潔に保つ必要がある。そうしないと他の免疫反応（アレルギー症状）も出やすくなる。

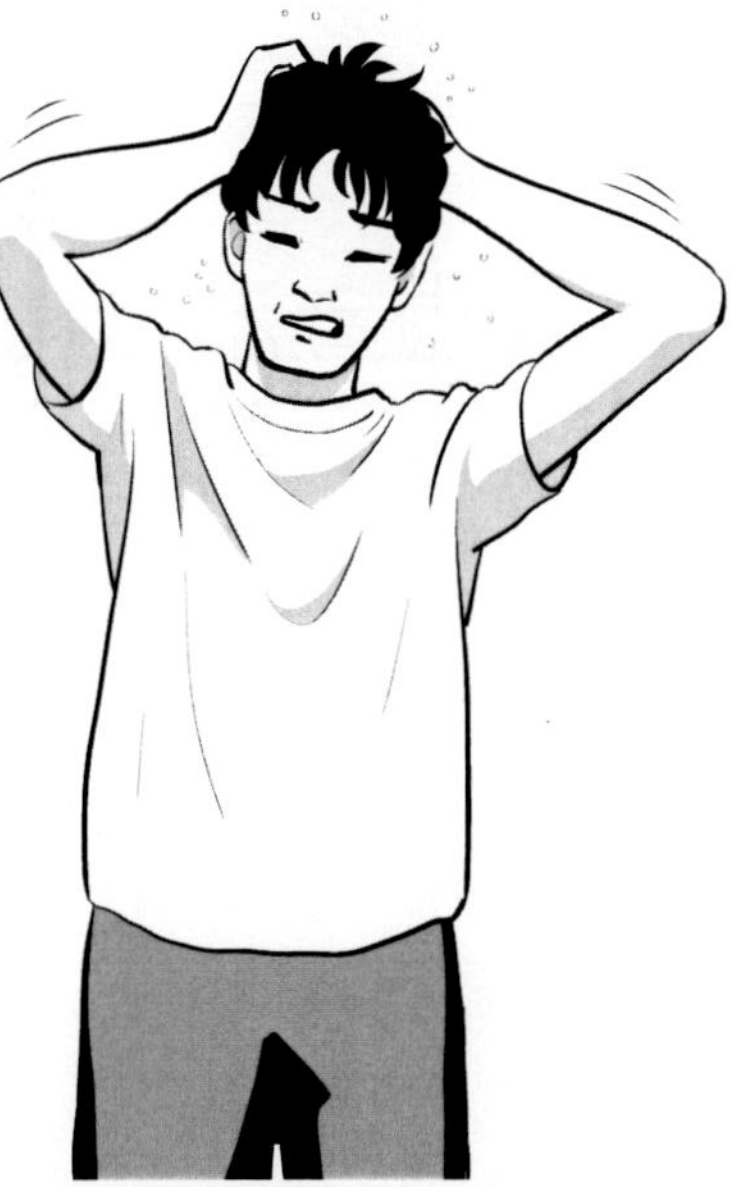

5-2

朝シャンと夜シャンはどちらがよいか？

日本人は夜に風呂に入る人が多いが、アメリカ人は夜はそのまま寝て、朝起きてからシャワーを浴びる人が多い。日本人でも朝に頭だけ洗う人が増えてきている。どのような差があるだろうか？　頭から分泌された油はヒトにとってはバリアーであるが、前述のように油はエネルギー源であるので、バクテリアなどのばい菌にとっては格好のえさとなる。現代人はそれほど頭を保護する必要はないので、むしろばい菌が繁殖しないように頭の油はせっせと取り除いた方がよい。髪の毛に付着した油の一部は昼間の活動時には再び気化（蒸発）してなくなる。しかし寝ている間は頭の半分は枕に押しあてられているので、蒸発することはない。寝過ぎた後に頭がかゆくなっている経験のある人もいるであろう。**寝ている間はひたすら頭に油がたまるのみ**である。従って、朝シャンをすると夕方まで比較的油の少ない状態（髪の毛さらさら状態）を維持できる。（ただし、枕カバーは汚れやすいが）

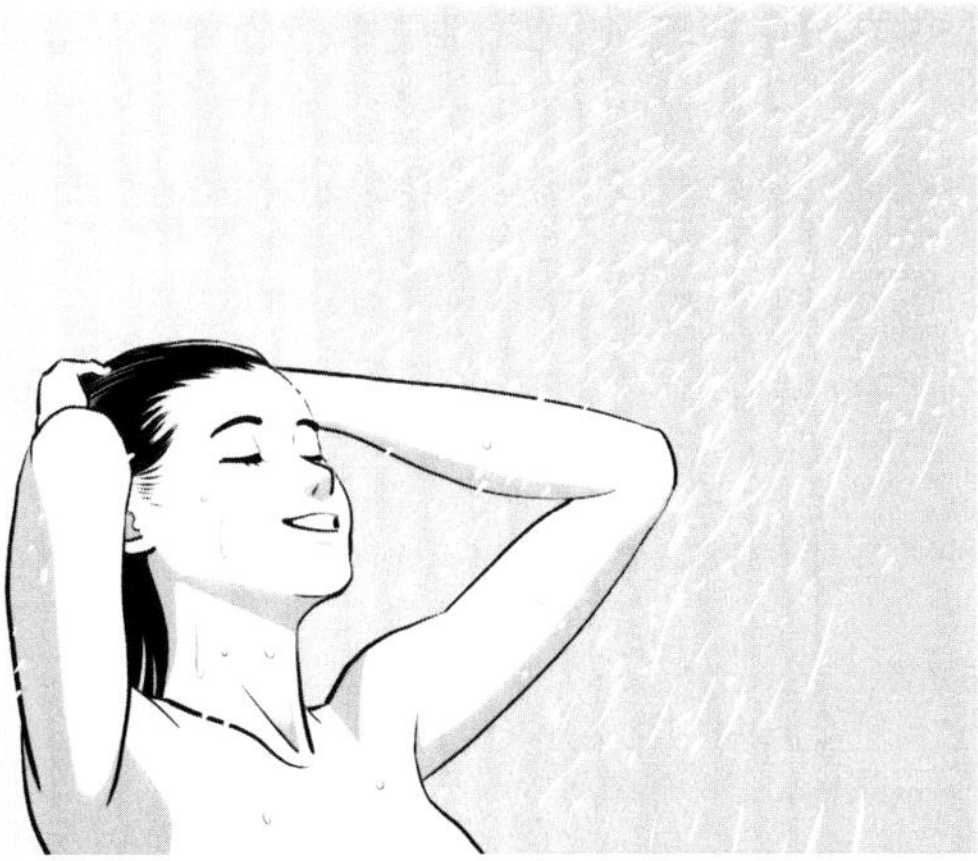

5-3

薄い洗剤液にばい菌が繁殖しやすいのは何故か？

洗剤は脂肪酸に似た構造をしている。古い油と化成ソーダを混ぜると洗剤ができるように、脂肪の炭素と水素の鎖の末端を水に馴染む構造（親水基）に変えると洗剤になる。この親水基によって酸性、アルカリ性、中性洗剤に区別される。特にアルカリ洗剤は殺菌効果があり、２００３年に大流行したサーズ（ＳＡＲＳ）の予防用に散布していたのはアルコールではなくて洗剤であった。アルコールはすぐに蒸発してしまうが、洗剤はその炭化水素の部分で菌体の膜に疎水結合し、離れないからである。洗剤の量が十分多ければ膜がこわれ菌は死滅する。

　このように洗剤は炭化水素の部分で汚れを包み込み、ミセルという状態をつくる。その後、水洗した時にミセルの外側に位置する洗剤の親水基によって水に溶け出してゆく。このミセル構造を作るためには汚れに対して洗剤が十

脂肪酸の構造

$CH_3(CH_2CH_2)nCH_2CH_2CH_2CH_2CH_2CH_2CH_2CH_2CH_2CH_2COOH$

中性脂肪の構造

$CH_3(CH_2CH_2)nCH_2CH_2CH_2CH_2CH_2CH_2CH_2CH_2CH_2CH_2COOCH_2$
|
$CH_3(CH_2CH_2)nCH_2CH_2CH_2CH_2CH_2CH_2CH_2CH_2CH_2CH_2COOCH$
|
$CH_3(CH_2CH_2)nCH_2CH_2CH_2CH_2CH_2CH_2CH_2CH_2CH_2CH_2COOCH_2$

洗剤の構造

$CH_3(CH_2CH_2)nCH_2CH_2CH_2CH_2CH_2CH_2CH_2CH_2CH_2CH_2OSO^-_3Na^+$

- 炭化水素鎖の部分は脂肪と同じ　→　エネルギー源となる。
- 濃い洗剤は雑菌を包み込んで（ミセル形成して）膜を破壊する（殺菌作用）。
- 薄い洗剤はバクテリア等のばい菌の栄養源となる。

分多く存在しなくてはならない。少ないと効果がなくなる。その時、洗剤の炭化水素鎖の構造は脂肪と同じであるので、**ばい菌にとっては格好のエサとなる。**従って、濃い洗剤液は殺菌効果があるが、少し薄くなると逆に洗剤がばい菌の栄養源となり、雑菌が繁殖してしまう。

このことは風呂場の壁にも言える。風呂場の壁にはすぐにカビが増えてくる。これは体から蒸発した油が壁で冷やされて液化することと、**飛び散った洗剤が壁に結合した結果、それらがカビの絶好のエサとなり**、あっと言う間にカビてくるのである。

従って、洗剤を使う時に最も注意すべきは「すすぎ」である。いくら石鹸をつけてごしごしこすっても、すすぎが不完全では、残った洗剤や石鹸が逆に雑菌の栄養となって汚れて逆効果である。洗髪した後でも頭がかゆくなるのはすすぎが不十分であることも一因である。

5-4 台所のスポンジに雑菌が繁殖しやすいのは何故か？

食器洗い用スポンジに雑菌が繁殖しやすいことはよく知られている。テレビでは専門家と称する人が、それはスポンジに残った食べカスを栄養源として雑菌が繁殖するんです、と説明している。しかしそれは主な理由ではない。主な理由は、上記のように、**スポンジに残った洗剤を栄養源として雑菌が増殖するの**である。専門家は「スポンジを使い終わったら、洗剤の原液をふりかけておきましょう」と勧める。確かに、洗剤の原液中では雑菌は増殖できない。しかし、その一部が少しでも薄まれば、雑菌は増える。また、必要以上に洗剤を使うということは、下水溝に流れ込む洗剤が増えるということであり、結果として環境中の雑菌が増えることになる。使い終わったスポンジはよくすすいで、洗剤を除去し、よく絞って乾燥させておくとよい。**雑菌は水のないところでは全く増殖できない**からである。台拭きや雑巾でも同様に、よくすすいで絞り、広げて乾燥させておくとよい。絞ったままだと、中の水が蒸発しにくいので、中で雑菌が多少増えることがある。

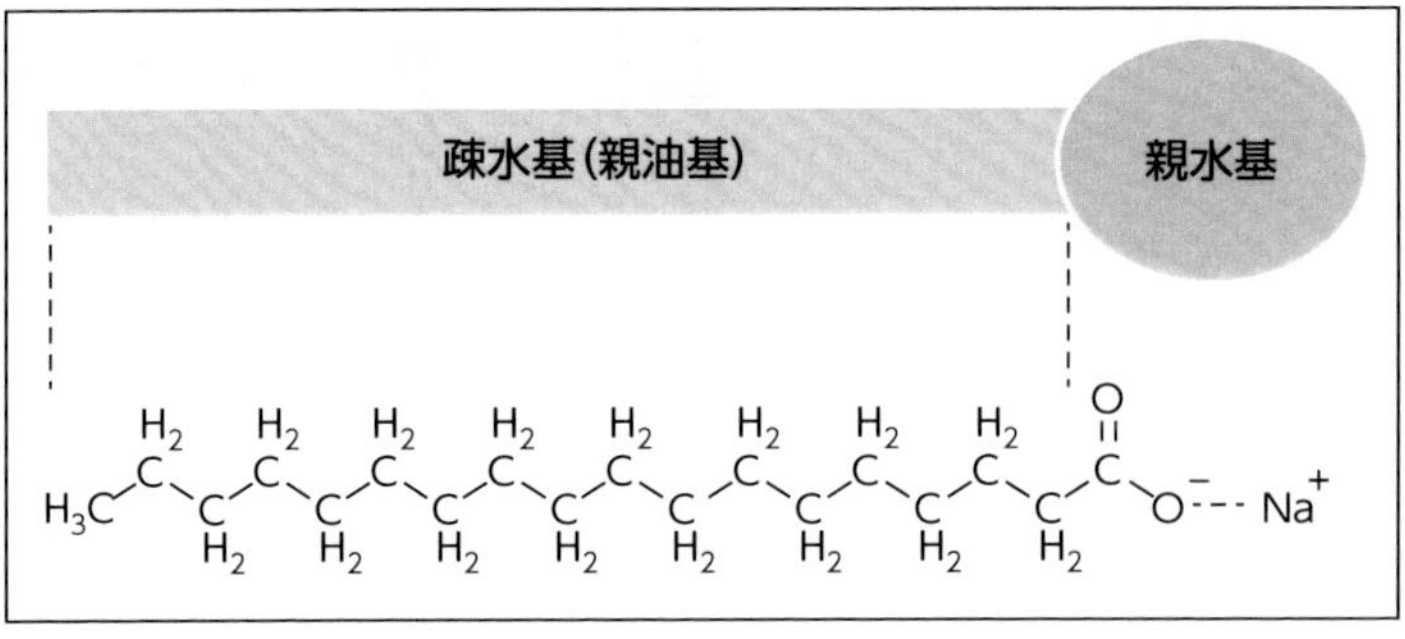

図１：ステアリン酸ナトリウム（石けん）の構造

chapter 6
平衡編

原理 濃度が上がると結合体が増える

最初に述べたように生体内の反応はすべて平衡で起こる。ここでAとBが結合して、ABという化合物になったとする（法則2）。

$$A + B \rightleftarrows AB（結合体）$$

その時も同様に、$\dfrac{[Aの濃度]\times[Bの濃度]}{[ABの濃度]}$ ＝一定（平衡定数）（①）

（法則２）

の法則が成り立つ。

仮にA、B、ABの濃度がすべて1であったとすると、右辺の平衡定数も1となる。この状態から水分が抜けて、系の体積が2分の1になったとすると、A、B、ABはすべて濃度が2となる。そうすると、①の式は2×2÷2＝2となり、平衡定数1よりも大きくなる。そこで平衡が成立するように反応が起こる。A、Bが減少した分だけAB結合体が増えるので、

$$(2-x)\times(2-x)\div(2+x)=1$$

となる。

これを解いて

$x = 0.48$　程度となる。

即ち、AとBが結合したり離れたりする系においては、**体積が減少すると結合体が増える**方向に反応が進み、逆に全体の濃度が薄くなると解離する方向に反応が進む。

6-1

寒い季節にアレルギー症状が悪化するのは何故か？

典型的な花粉症をはじめ、ぜんそくその他のアレルギーの症状は真冬や寒くなった時期に悪化する。寒冷アレルギーという寒さそのものが原因となる場合もある。もちろんアレルギーの原因となる物質（アレルゲン）の多い少ないによってその症状は悪くなったり良くなったりする。しかし、それだけではない。アレルゲンが症状を引き起こすかどうかはアレルゲンと抗体の結合量により決まる。アレルゲンと抗体の量はすぐには変動しないので、総量は同じであるが、前述の原則のように濃度で結合量が決まる。

冬場は体が冷え切っているために血管が収縮する。そうすると血圧が上がるので、血圧を一定に保つために血管内から水分が出てゆく。実際には腎臓から膀胱に尿として排出されたり、血管内から組織に水分が移動したり

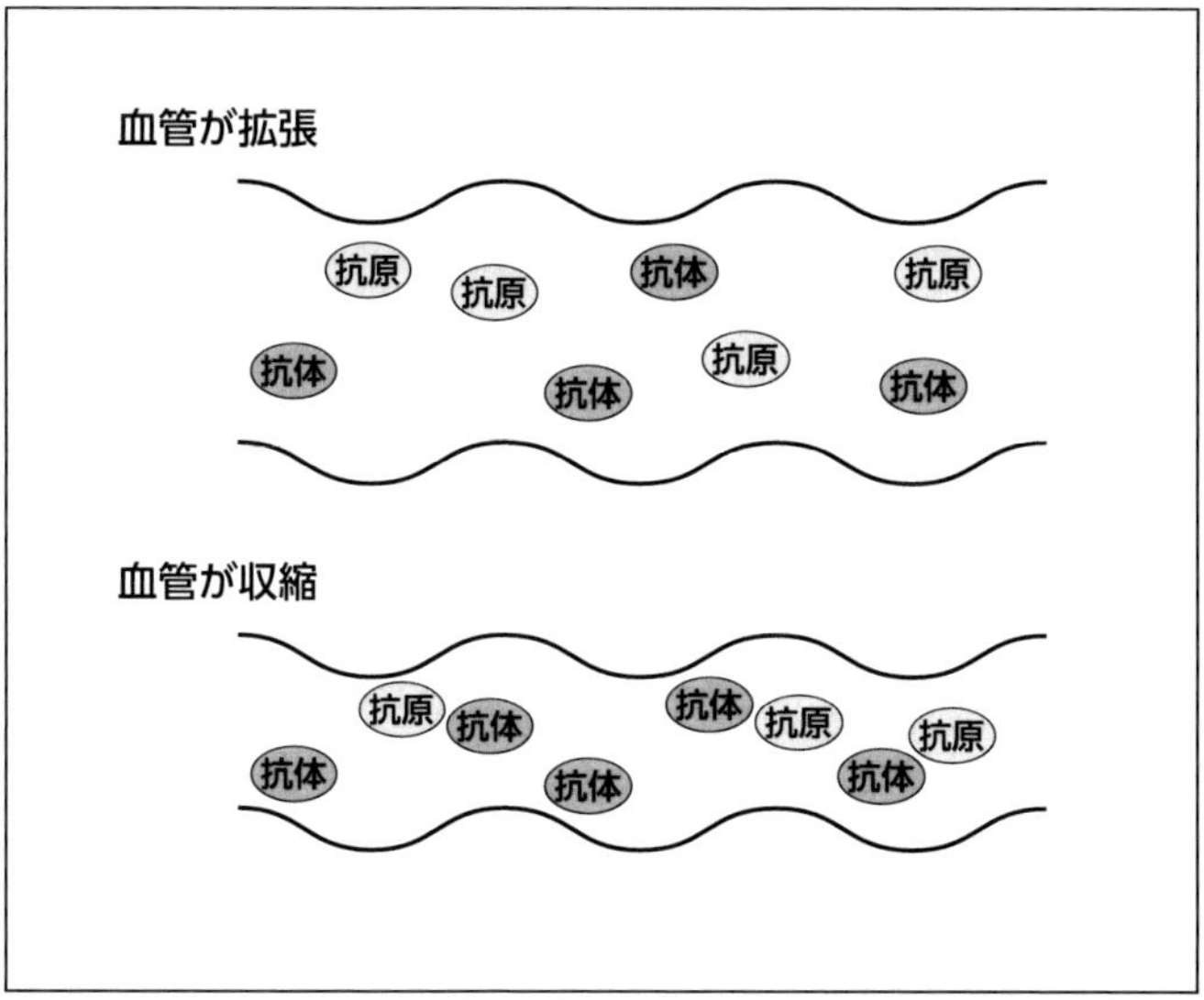

する。急に寒い戸外に出るとおしっこが漏れそうになるのはそのためである。アレルゲンと抗体の多くは血管内に残るので、結果的にアレルゲンの血中濃度は上昇する。その結果、アレルゲンと抗体の反応（抗原抗体反応）は結合体が増加する方向に反応が進む。その結果、白血球が異物と認識してヒスタミンを分泌し、アレルギー症状が出てくるわけである。アレルゲンの総量が同じであっても、その血中濃度が少し薄まるだけで白血球による攻撃が起こらなくなる。

従って、**アレルギー対策としてはとにかく体を温めるのがよい**。水分は補給しても血管が拡張しなければ尿として排出される。お茶などで体を温めながら水分補給するのは一時的には効果が期待できる。体を温めても手足が冷え切っていれば効果はない。外出して急に冷たい空気を吸い込むと肺の血管が収縮してアレルゲンの血中濃度が上昇し、アレルギー症状が出ることがある。マスクはある程度効果があるが、口呼吸だと冷たい空気が肺に流れ込みやすい。鼻呼吸であれば吸い込む気道が少し長い分、冷気が温まり、肺への影響が和らげられる。

6-2 皮膚を鍛えるとアレルギー症状が抑えられるのは何故か？

皮膚を鍛えるとアレルギー症状が抑えられるという話をよく耳にする。皮膚は局部的に低温にさらされやすいので、毛細血管の収縮や血行不良により部分的にアレルゲン濃度が高くなる。いくら体全体を温めても一部でも冷えているとその部分で白血球がアレルゲンを認識（結合）してしまい、アレルギー症状が出てくる。その**皮膚の血行不良を改善する**には乾布マッサージやたわしマッサージが効果的である。全身の皮膚に刺激を与えることが重要である。水泳がぜんそく対策に有効であると言われるのも、水により皮膚表面を刺激するからである。

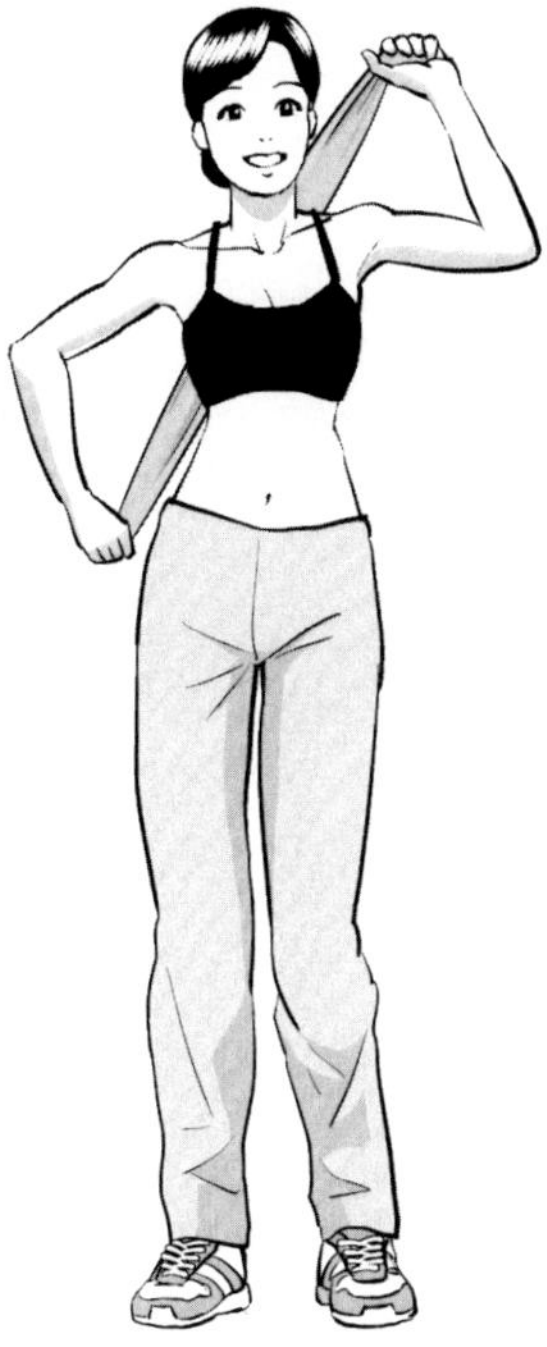

乾布マッサージで皮膚を刺激

6-3 かゆい時に掻くのはよくない？

蚊に刺されたりするとかゆくなるのは、異物が体内に侵入したという信号を脳に知らせるためである。その時、掻くとよくないと思っている人は少なくないのではなかろうか。熊やヤギでもかゆい時には掻いているのを見ると、掻くことは動物の本能的行動と言える。それは当然そうすることが体によいからである。何故かというと、異物が体内に侵入した時に、局所にとどまっていると部分的に高濃度になり、前述のように他の分子に結合しやすくなり、大きな影響を与える。また、皮膚が乾燥してかゆくなるのは、皮膚の水分が失われてアレルギー物質の濃度が高くなるからである。掻くという動作は局部をもみほぐし、**異物やアレルギー物質を拡散させる**ことによって濃度を下げる効果をもたらす。掻くとよくないと言われるのは爪で引っ掻くと皮膚に傷がつき、そこからさらにばい菌が侵入するからである。ではどうするかというと、皮膚に爪あとが残らないように注意して、広範囲の表皮を掻くとよい。たとえば、皮膚が乾燥して背中の中心がかゆい時には背中全体をかくとよい。上記の乾布摩擦やたわしマッサージはかゆみ防止の意味もある。

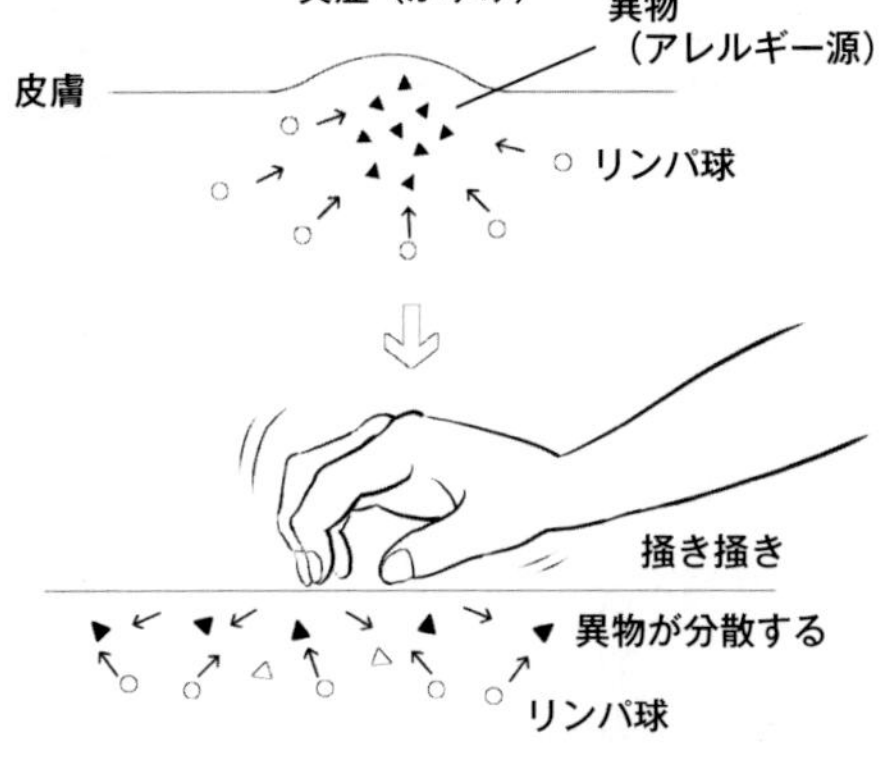

6-4 足は第二の心臓と呼ばれるのは何故か？

手足は心臓から遠いので毛細血管の血行不良に陥りやすい。手は日常生活でよく使うが、足先は心臓から最も遠く、歩くとか走るとかの単調な動きがほとんどである。また、足先は比較的温度を感じにくいので、低温になりやすい。このために血圧低下と血管収縮によって足先（足首から下）には部分的に老廃物やアレルゲンの濃度が高くなり、一定濃度を超えると体全体に悪影響を及ぼす。足裏マッサージや青竹踏みは**足先の血行を良く**して悪性物質を薄める効果がある。悪性物質の濃度を少し薄めただけで悪性物質の結合が弱くなり、健康被害を与えることがなくなる。

また、下半身が丈夫な人は長生きと言われる。それは足の筋肉が発達して、筋肉量の増加に伴う基礎代謝の増加とともに、立ったり歩いたりという足を使う姿勢が増え、足の血行が高まった状態を維持できるからである。

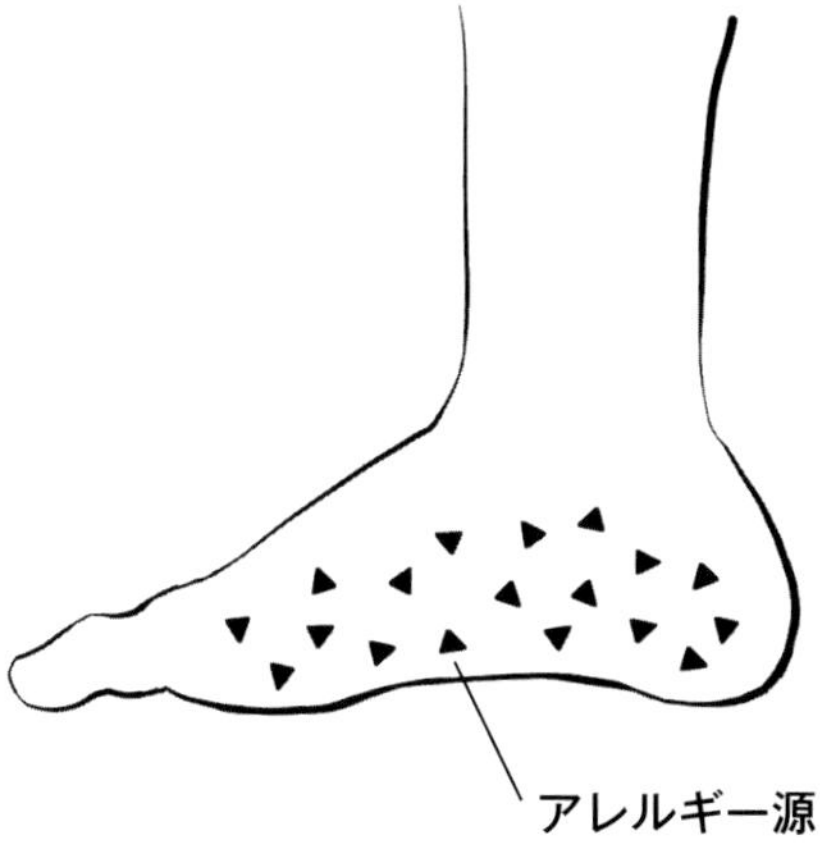

6-5 肩凝りは何故起こるか？

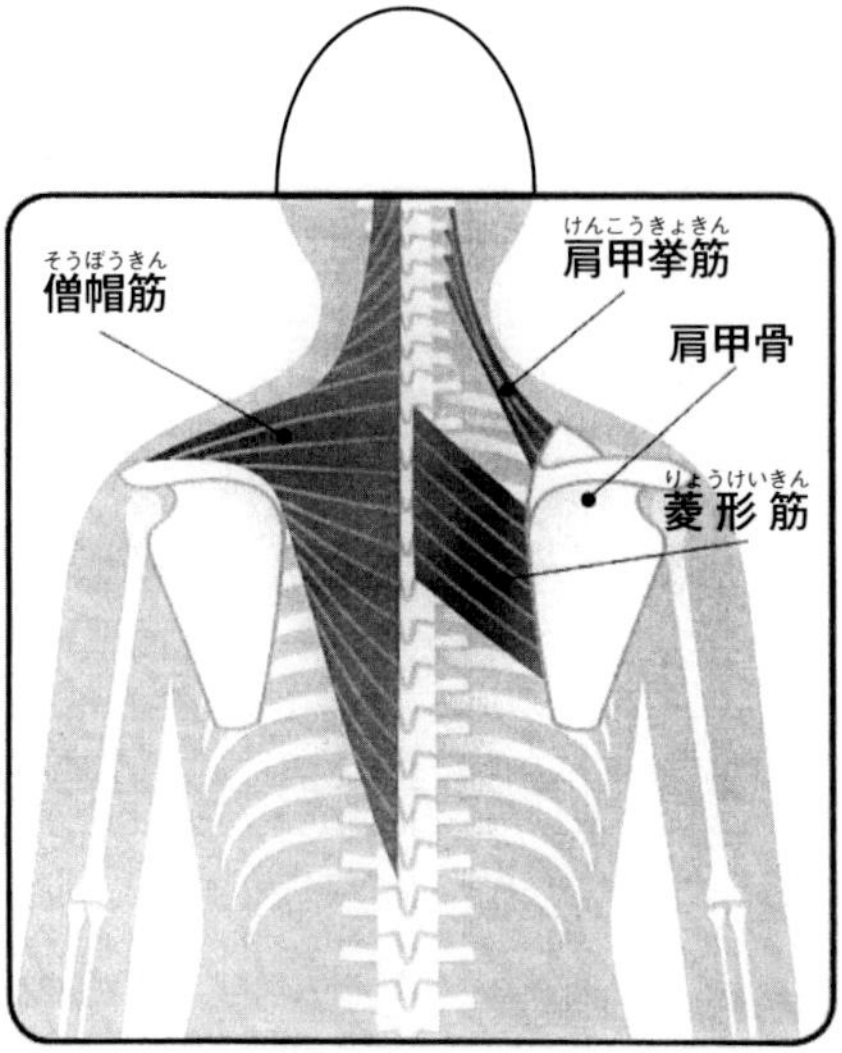

肩凝りは筋肉運動の結果、生じた乳酸などの老廃物が蓄積して起こる。老廃物は細胞からリンパ液に流れ込み、血管に吸収されて腎臓から尿として排出されたり、肝臓で代謝されて栄養物質に変換されたりする。組織の周辺にあるリンパ液は血液のように一定の方向に流れるのではなく、体の動きによってランダムに動く。老廃物はリンパ液中で拡散しているうちにリンパ管や血管内に取り込まれて腎臓や肝臓に運ばれる。同じ姿勢でいるとリンパ液が動かないので、老廃物や発痛物質の濃度が上昇し、酸素不足になって痛みを感じるのである。凝った部分が固くなるのは筋肉が酸素不足のためにもとの状態に回復しないからである。凝った部分をもみほぐすとよくなるのはリンパ液中の**老廃物の濃度を拡散によっ**

て減少させるからである。最近は筋肉を包み込む筋膜が話題になっているが、筋膜の内側に老廃物が溜まるということである。解消のために以前は肩たたきが主流であったが、強くたたくと筋肉細胞にダメージを与える可能性が生じるのでもみほぐす方がよい。但し自分で行う場合は、もみほぐす自分の腕が疲労するので、たたく動作の方が楽である。

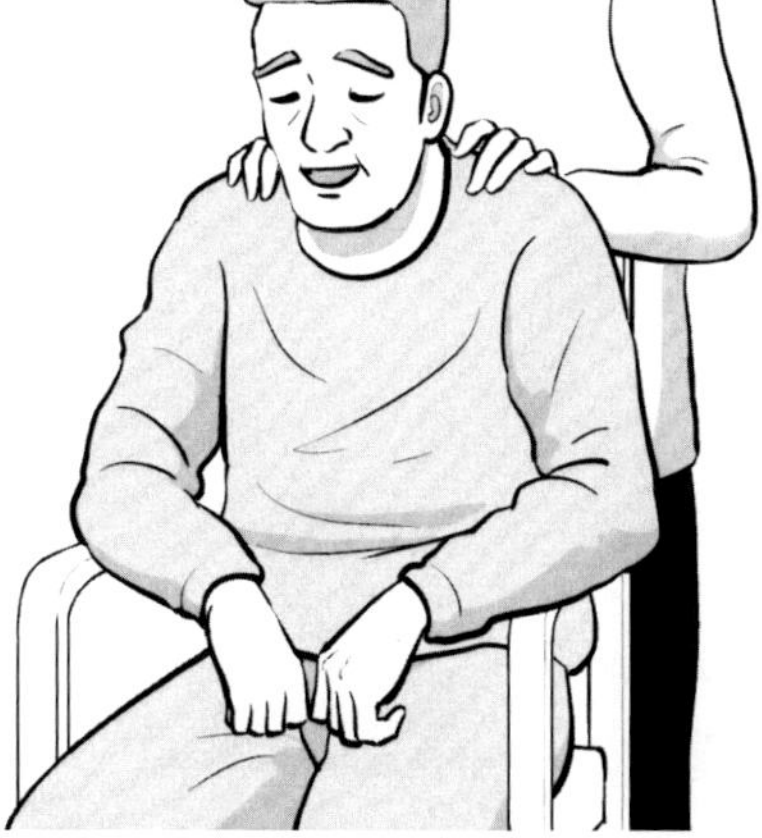

6-6 肩凝りを解消する体操は？

肩凝りを解消するには、肩周辺の老廃物が蓄積したリンパ液を拡散させてやればよい。しかし、肩の筋肉の回りには筋膜と皮膚があり、拡散させるスペースがない。腕を持ち上げると筋肉も収縮し、筋膜との間には依然としてスペースがない。ではどうするかと言うと、肩の筋肉を使わないで**肩の後ろの筋膜付近にスペースを作ればよい。**たとえば、両腕をぴんと伸ばし、手のひらを下に向けて机に乗せて、腰を前屈させて頭を両腕の間に入れる。机に片手をついてぴんと伸ばし、頭を肩の位置より下げるのもよい。ある宗教では礼拝の時に、ひざまづいて両腕を伸ばし、頭を地面に着くくらいに下げるが、この動作により肩の後ろにスペースができる。そのような礼拝を毎日行っていると肩凝りが軽減され気分が爽快になる。

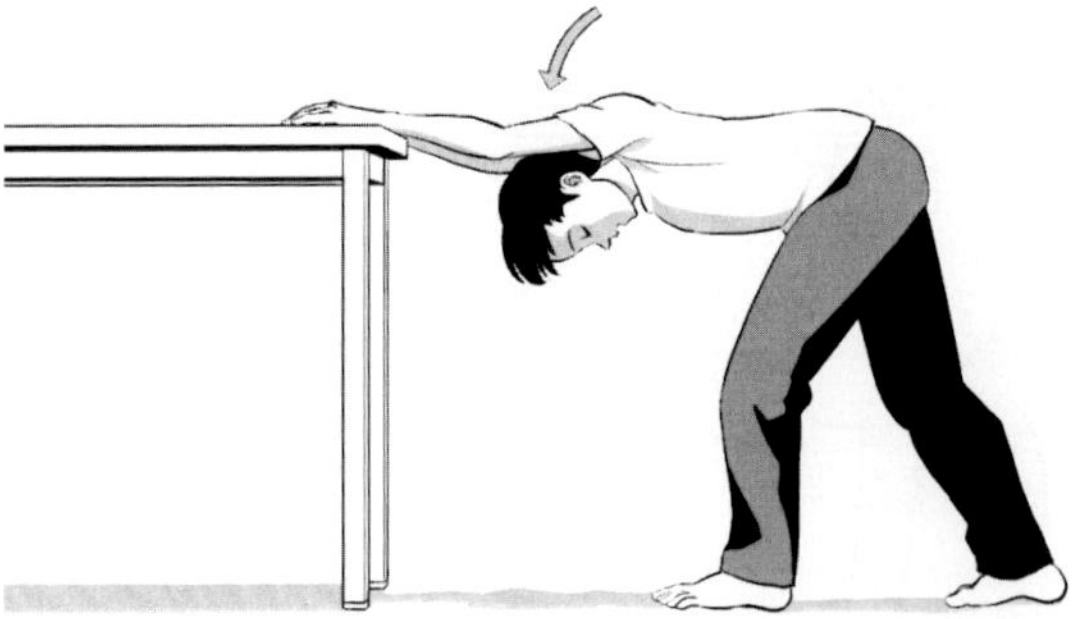

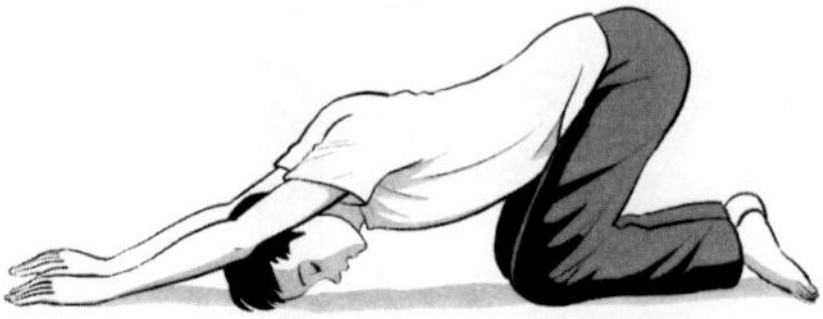

chapter 7
骨格編

7-1

肩の凝らない座り方とは

リクライニングシートに座ると楽に感じる。逆に、椅子に腰かける時に、肩が凝らないようにするには上半身をぴんと伸ばし、背もたれによりかからず、肘は肩の真下にもってくるようにし、頭は背骨（脛骨）の真上にあるようにする、と言われることもある。どちらが本当か？　後者は背骨をぴんと伸ばすために他の筋肉を使うので、背筋が弱っている人は肩が凝るよりももっと疲れる。ではどうするか？　頭が前に傾いていると首の後ろの筋肉が疲労するので、まず、頭は首の真上に位置させる。その時、背骨は垂直である必要はない。即ち、椅子の背もたれに深くよりかかっていても、**首から上が垂直であればいい**のである。パソコンを操作する時は腕を前に伸ばさざるを得ないが、決して手首を宙に浮かせず、机や、場合によってはリストレストを使って手首を浮かしてキーボードを操作するのがよい。椅子にもたれかかっているのでノートパソコンのモニターは目とほぼ同じ高さになり、そのすぐ下にキーボードがあるので、モニターとキーボードを交互に見てもほとんど首を動かさなくてすむ。この姿勢で筋肉疲労を最小にすることができる。

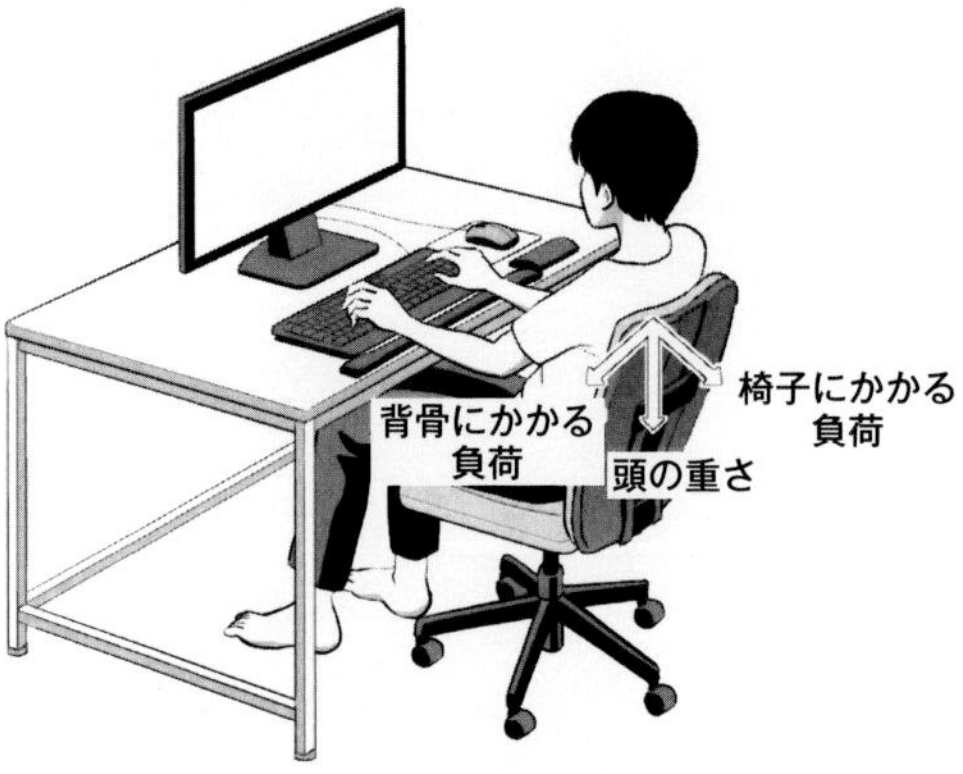
背骨にかかる
負荷
頭の重さ
椅子にかかる
負荷

7-2 正座をすると疲れる？

正座する時も、椅子にすわるときも背筋をぴんと伸ばして垂直にしてすわりましょうと言われる。しかし、このようなすわり方で疲れを感じる人は少なくないであろう。その一つの理由は背筋を伸ばすためには常に背筋を収縮させていなくてはならないので、エネルギーを消費するからである。幼少の頃から常に背筋を伸ばしてすわっていると、自然に背筋が鍛えられてさほど苦にならないこともあるが、そういう人は少ないであろう。もう一つの理由は前記のように、背筋を伸ばすと**頭の重さが背骨の椎骨のすべてに伝わって、椎間板のすべてに負荷がかかる**ので疲れるのである。背もたれを利用して上半身を後ろに傾ければ、頭の重さの半分程度は背もたれが支えてくれる。また、柱によりかかってすわれば、頭の重さの一部は柱が支えてくれる分、椎間板の負荷は減少するので疲れが少ないのである。ただし、体をよじってすわる場合には、いつも同じ姿勢ではその姿勢で筋肉や関節が固まってしまうので、時々、よじる方向を変えてすわるのがよい。

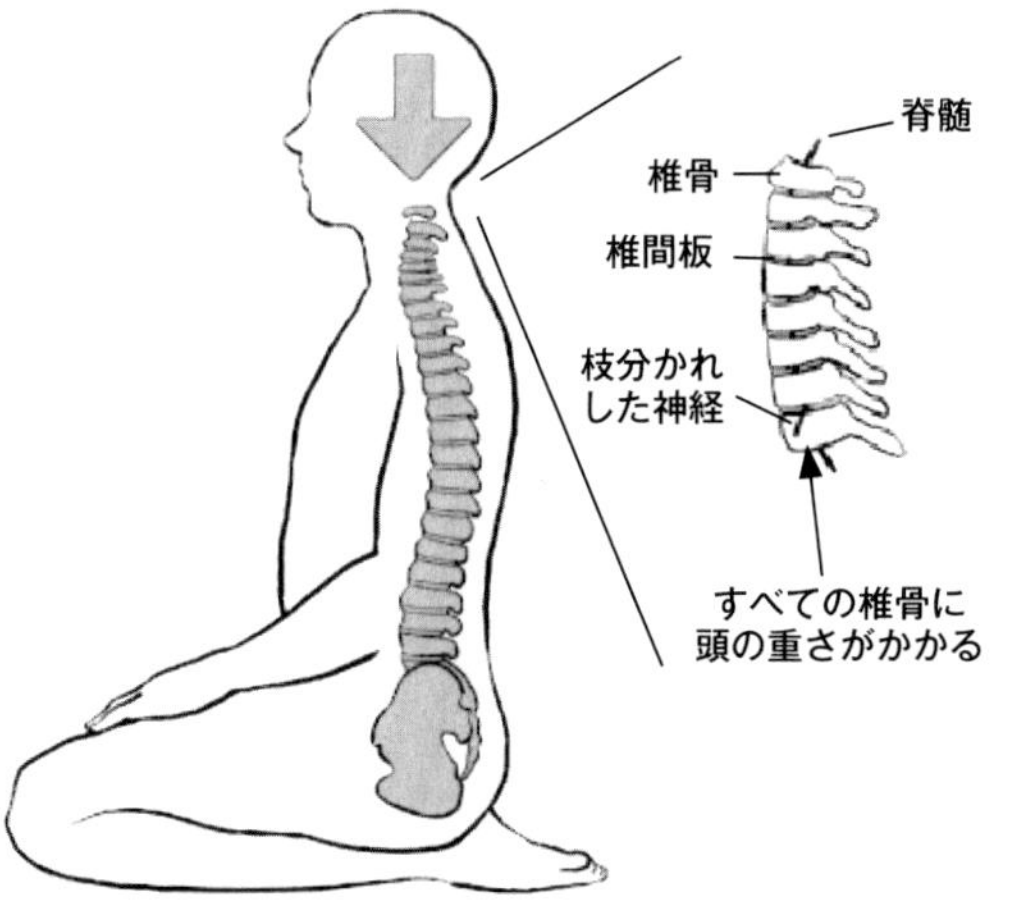

7-3

ゴリラは腰を痛めない？

椅子に座っている状態では背中を背もたれに預け、首から上を垂直に保つのが楽である。では、椅子が無い状態ではどうか？　座った姿勢のまま立つと当然ながら首から上が前方に傾く。この状態がストレートネックと呼ばれ、長く続くと頭を支えるために肩の筋肉が収縮を続けて疲労する。その結果、肩凝りを始めさまざまな弊害を引き起こすことになる。では、立った時に頭からつま先まで垂直になるようにすればよいかと言うとそうではない。現代人は椅子に座ることが多いため、立ち上がった時に背骨が垂直になっても後ろに反ることは少ない。頸椎の背骨は後ろに反り、胸椎の背骨は前屈みになり、腰椎の背骨はまた後ろに反るのが理想である。このように**背骨がS字形をとることにより衝撃に耐えやすくなっている。**

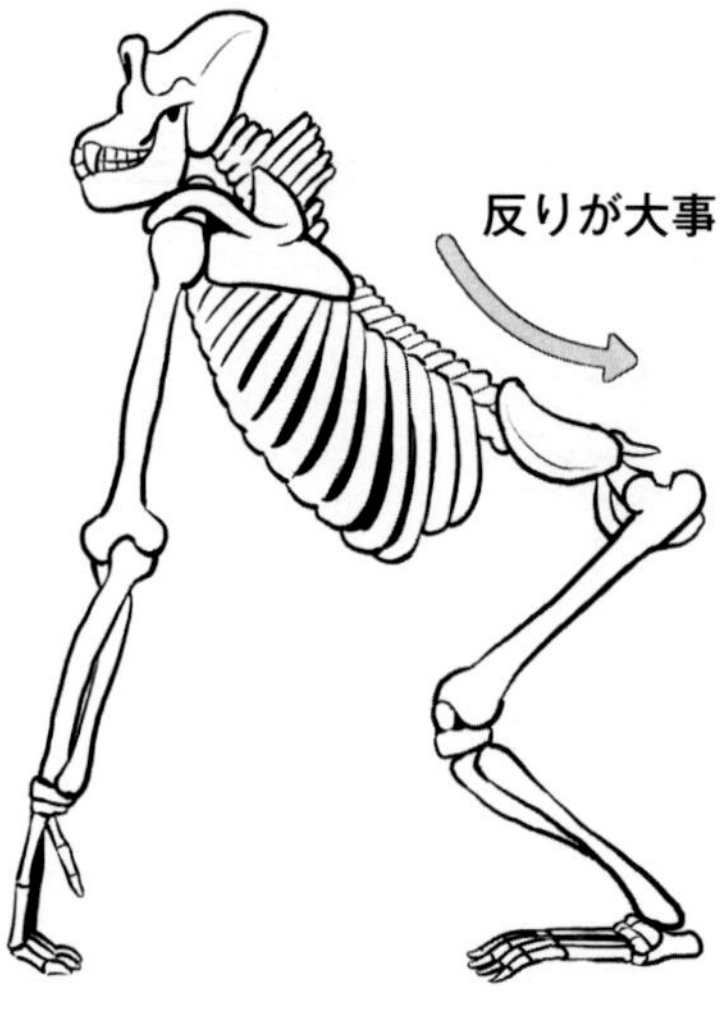

この中でも特に健康に影響があるのが腰椎の反りである。ゴリラやチンパンジーが歩く姿を見ると膝を曲げ、お尻を突き出しても腰の部分が反っているのがわかる。重量挙げの選手が何故腰を痛めないかというと、バーベルを持ち上げる時に腰を反らしているからである。腰が前屈みになった状態でバーベルを持ち上げるとたちまち腰を痛めてしまう。

では何故、腰椎を後ろに反らすとよいかと言うと、背筋が腰椎を圧迫しないからである。前屈みの状態で背筋が収縮すると腰椎が後ろから圧迫され、間にある神経を圧迫して痛みを感じる。椎間板ヘルニアは腰椎の間の椎間板が後ろに飛び出して神経を圧迫するが、これはレントゲンで容易に診断できる。一方、背筋圧迫性の腰痛はレントゲンやMR検査では異常が見られないことが多い。病院では「原因不明の腰痛」と診断される。この症状の人は、決して**腹筋運動や前屈ストレッチをしてはならない**。上半身を起こす度に後ろの背筋と背骨の間にある神経が圧迫されるからである。

7-4

固いベッドは腰によいか？

腰痛持ちの人が、自分でできる予防法はとにかく腰を前屈みにしないことである。うつ伏せ（腹這い）になって両肘をついて顔を上げるパピーポーズが腰痛の予防によいとされているのは腰の部分が後ろに反るからである。後述の7－8のように、膝に手をあてて腰を伸ばす姿勢でも腰が反っていれば効果がある。よく、固いベッドの方が腰を痛めないという話を聞くがこれは賛同できない。固いベッドで仰向きに寝ると必ず腰はまっすぐか前屈みとなる。柔らかいベッドで仰向きに寝て、腹を上に突き出し、腰と背中を下に落とし、首の部分をやや高く、頭をやや低くするとS字形の理想的な姿勢になる。**固いベッドではうつ伏せに寝て**頭をやや高くすると同じような姿勢になる。うつ伏せ寝が健康によいという話はこの理由によるところが大である。

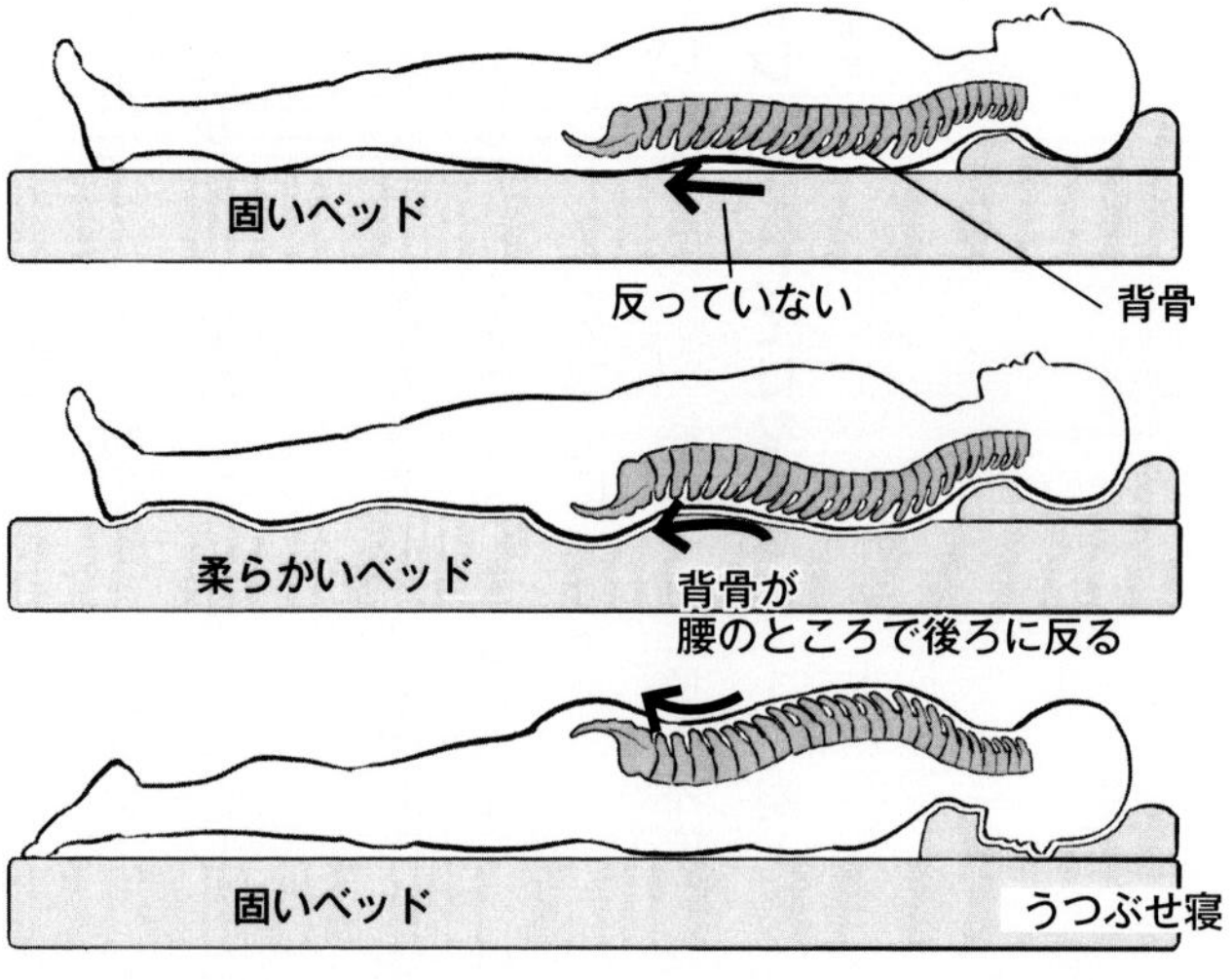

7-5

椅子から立ち上がる時の注意

椅子から立ち上がる時は、まず、すわった姿勢で背筋を垂直に伸ばしてから、ゆっくり立ち上がるのがよいとされている。それは何故か？　通常は椅子にすわっている時は背骨は前に曲がっている。いわゆる猫背になっている。その姿勢のまま立ち上がると、5キログラムもある頭の重量が背骨の椎骨のすべてにかかってくる。それをカバーするのが背筋である。中高年で背筋が衰えてくるとその姿勢に耐えきれず、椎骨の間から神経がとびだす椎間板ヘルニア、いわゆるギックリ腰になる。一度衰えた背筋は容易には回復しない。ではどうするか？　筋肉というのは伸びきった状態では力を発揮できない。筋肉はアクチンという繊維状のタンパク質に沿ってミオシンがスライドすることで収縮する（107頁参照）。伸びきった状態ではそ

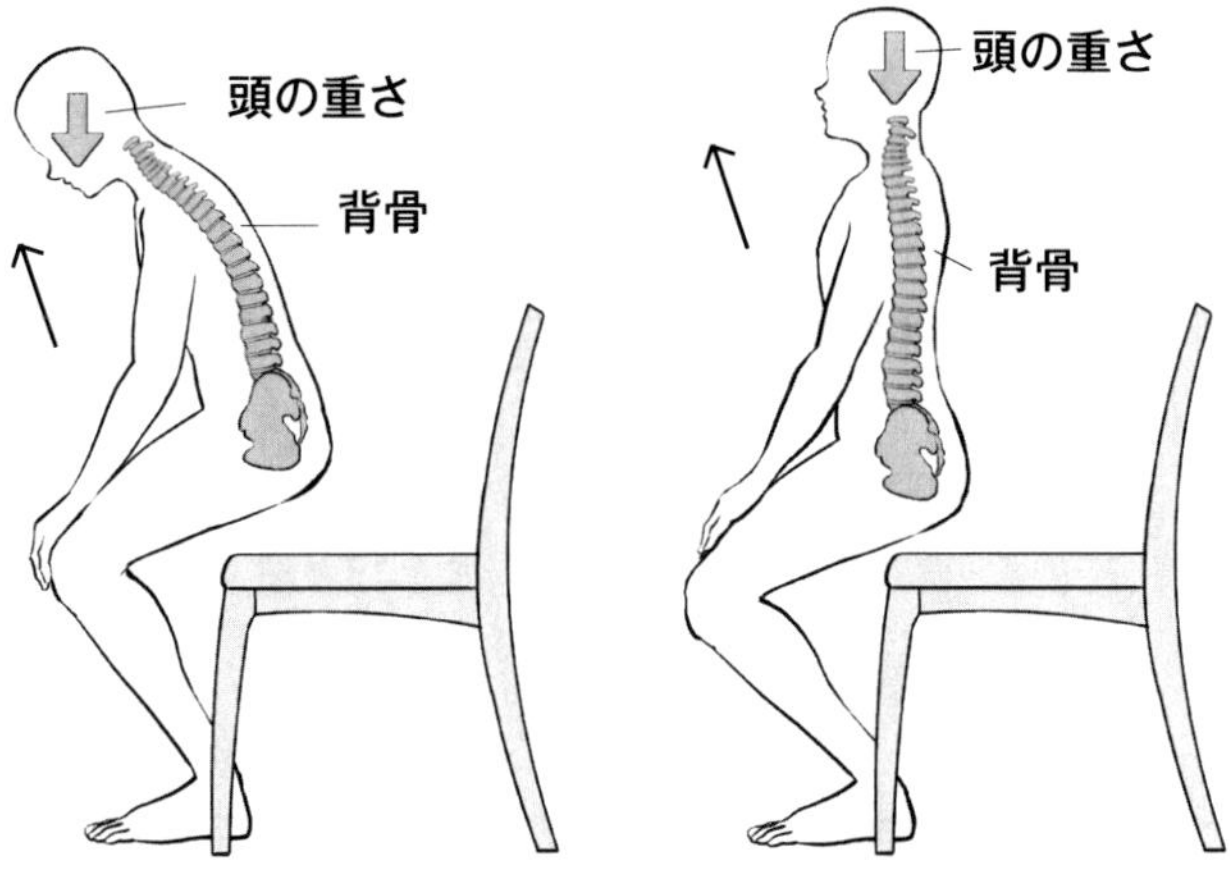

の重なり部分が短いために収縮力は小さい。ある程度収縮した状態ではアクチン繊維とミオシンの重なり部分が長いために大きな力を生じる。腕相撲をする時にはなるべく肘を曲げた状態で戦うのはそのためである。肘を伸ばして腕相撲をする人はいない。

同じことが背筋でも言える。猫背になっている時は背筋がほぼ伸びきっている。それでは背骨を支えきれない。すわったままの姿勢でまず背筋をピンと伸ばすということは背筋をある程度収縮させることと同じである。つまり、背筋を伸ばした段階で既に背筋が働いており、立ち上がる時に背骨を支えることができる。

一方で、**頭を背骨の真上にもってくることによって、背筋の負担を軽くする**という意味をも持つ。

7-6 腰痛の原因は筋肉量の低下ではない

腰痛の主な原因の一つは腰を支える筋肉が弱っているからであるとよく言われる。しかし、比較的若い30歳代や40歳代の人でも筋肉が原因の激しい腰痛に見舞われることがある。そういう若い人では急に筋肉が衰えたり、筋肉量が減ったりすることはない。では何故そうなるかと言うと、**筋肉に収縮の刺激を出す神経がうまく作動しないからである**。椅子に座る姿勢を長く続けると楽ではあるが腰のまわりの筋肉を使う必要がない。そうなると、筋肉収縮の命令を出す神経も使われなくなる。**「用不用説」に基づけば、使われなくなった神経は衰える**のである。ちょうど脳神経細胞のよう

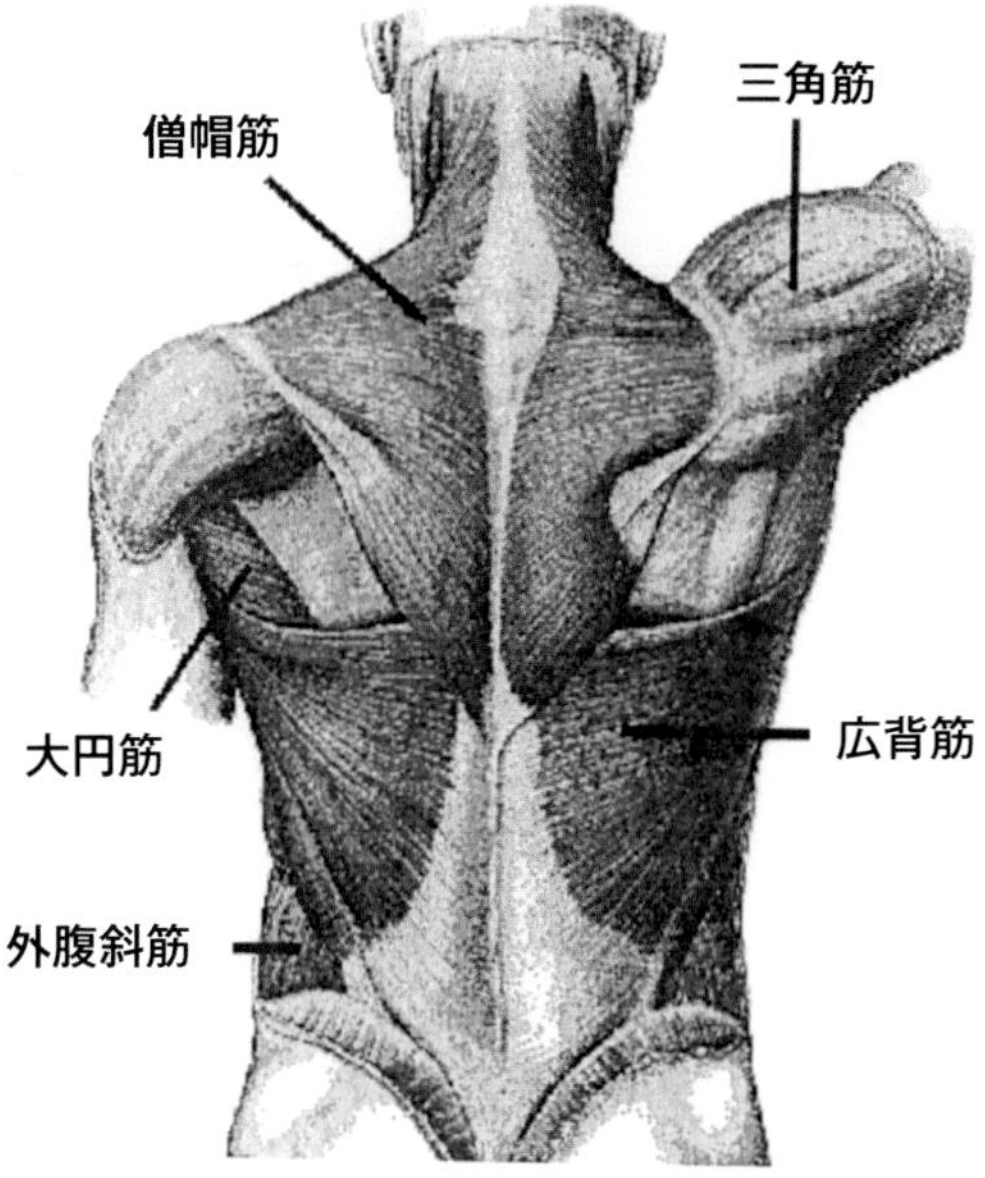

に、古い記憶だと思い出すのに時間がかかるのと同じである。急に重い荷物を持ち上げようとすると、しばらく使わなかった神経は作動するのに時間がかかるので筋肉収縮に間に合わず、腰痛を発症するのである。

では予防法は何か？　腰のまわりの筋肉をときどき動かすような体操をすれば十分である。ラジオ体操の上半身をぐるぐる回すような感じである。後述のように、運動は人によっては悪影響を及ぼすことがあるので必ずしも健康によいというわけではない。

7-7 疲れない荷物の持ち方とは？

荷物を持つ時は皆さんはどのようにするだろうか。通常は肩にかけるショルダーバッグが一般的である。あるいは手で持ってぶら下げるかもしれない。国によっては頭の上に乗せて運ぶ人もいる。もし、肩にかけた場合にはその重さは肩の関節だけでなく、肩甲骨は背骨につながっているので、背骨の椎骨一つ一つにすべての負荷がかかる。もちろん背骨を支えている腰骨と足の関節にも負荷がかかる。頭に乗せた場合は肩甲骨には負荷がかからないが、その分、首の骨の椎骨すべてに負荷がかかる。つまり、荷物を持つ身体部分から下の関節にはすべて負荷がかかるわけである。ではどうすれば楽かというと、できるだけ体の低い部分に固定するのがよい。足に荷物をくくりつけると歩きにくいし、歩くたびに荷物を持ち上げるのでかえって疲れる。**最もよいのは腰骨に固定する**ことである。子供を抱く時に腰骨に乗せるようにして、手で軽く支えるようにすると長時間でも疲れないのである。荷物を背中に乗せて運ぶ場合は腰で支えるようにするとよい。

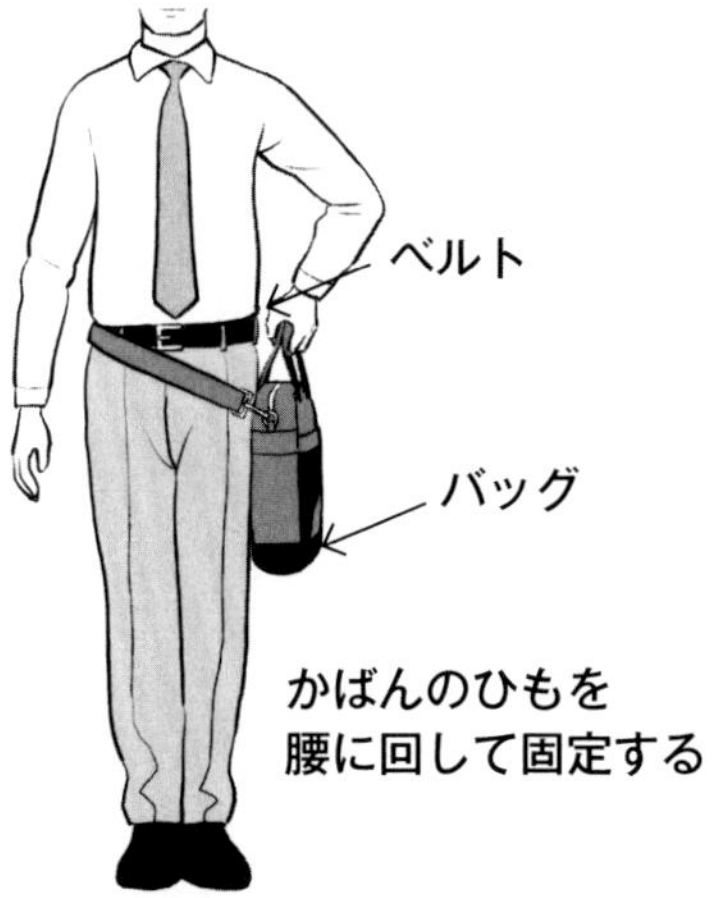

7-8

ぶら下がり健康法

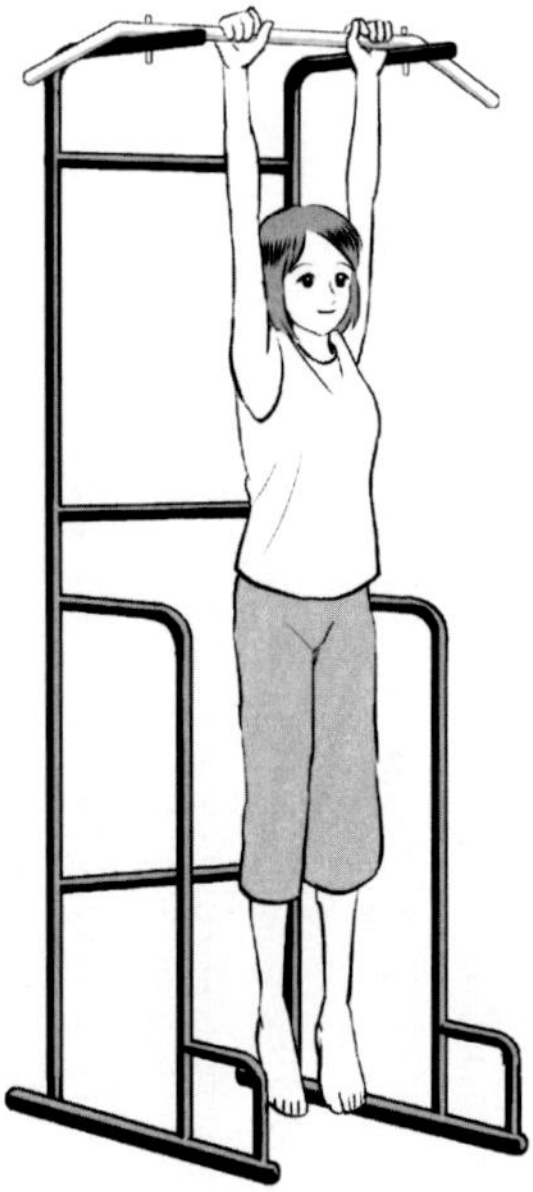

一時、ぶら下がり健康法が流行した。ぶら下がり健康器具という室内に設置できる鉄棒にぶら下がると健康を保てるという。これは背骨をまっすぐにするという効果が期待できる。骨は微小な破壊と形成を繰り返し、10年くらいで体の骨は全て入れ替わると言われている。骨破壊と骨形成が繰り返されるうちに、寝ている時以外は背骨（椎骨）の上に頭があるので、その重量の影響で椎骨と椎間板の高さが少しずつ減ってくる。目立った骨折がなくても高齢になると必ず身長が低くなるのはこのせいである。背骨が短くなると内蔵が圧迫されたり血流が悪くなってさまざまな健康被害を及ぼす。従って、ぶら下がり健康法により背骨を伸ばすことはある意味で正しい。しかし、鉄棒にぶら下がるというのは結構しんどい。先ず、疲労が手の指にでて背骨が伸びる前に耐えられなくなる。次に、ぶら下がっている上の部分ほどその下の体重がかかるのでダメージを受ける。つまり、手首、肘、肩の間接がダメージを受ける割に、背骨が伸びるほどの効果が期待できな

い。

ではどうすればよいか？　前屈みになり、**膝を少し曲げ、手を膝にあて、肘を伸ばして背骨を伸ばすとよい。**ちょうど野球部の選手がベンチ前で試合開始を待つ姿勢と同じである。デスクワークなどの猫背の姿勢を続けた後にこのポーズをとると非常に効果的である。肘をぴんと張り、背骨を反るように伸ばす感覚である。このポーズでは手首や肩を痛める心配がない。肩よりも首を下げる動作をすると、肩の後ろにたまったリンパ液が拡散して肩凝りも解消する。首や肩や背骨やお尻を少し動かしながら1分以上続けると効果が期待できる。高齢になり、若い頃に比べて身長が低くなり始めた人は是非こと姿勢をとってみよう！

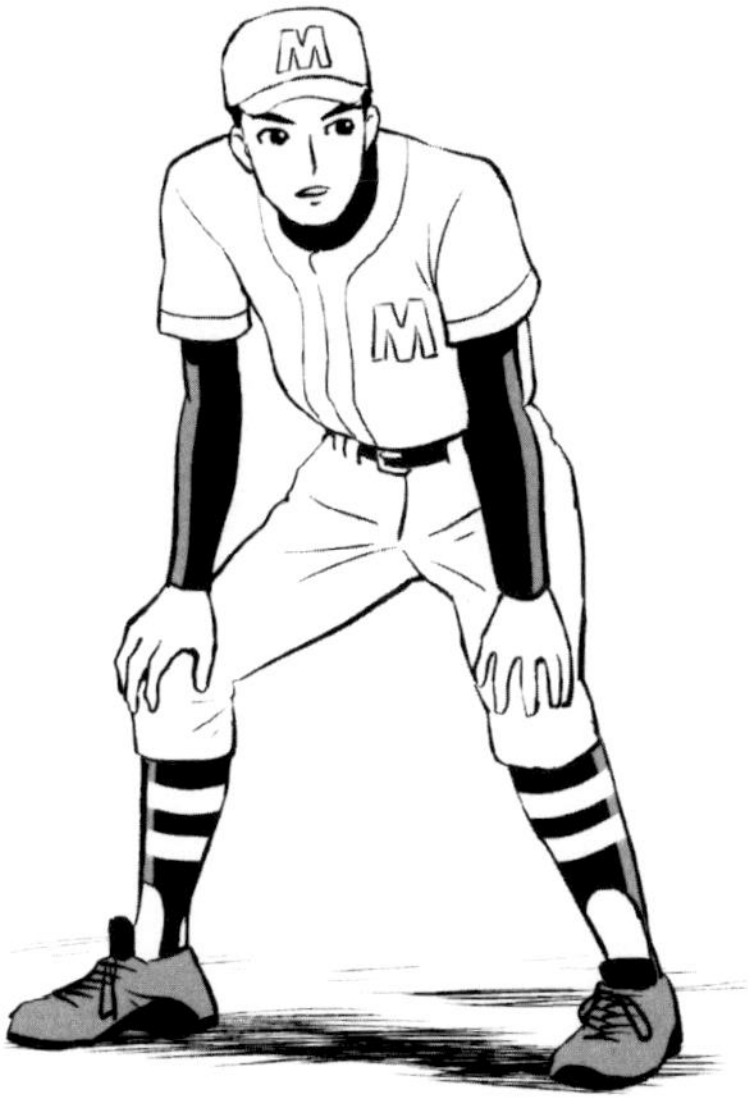

chapter 8
運動編

8-1

琴バウアーは最悪

運動を始める前の準備体操としてストレッチは欠かせない。アキレス腱を伸ばしたり、肩や肘、腰などをできるだけ曲げたり伸ばしたりするストレッチをすることにより、その後の運動による怪我を予防できるというのは常識である。ところが、最近になって、最大限の筋力を使う競技では、試合本番前にはストレッチをしてはいけないと言われるようになった。ウエイトリフティング、砲丸投げ、走り高跳びなど、一瞬で筋肉のパワーを最大に引き出すにはストレッチは逆効果である。何も準備運動しないのも問題あるので、軽く間接を曲げ伸ばしする程度がよい。それは何故か？　運動の源となる筋肉は横紋筋でできており、アクチンというタンパク質がつながって構成される繊維があり、その上をミオシンというタンパク質が滑走して筋肉が縮まる。ちょうどバネのように感じであるが、バネと違って、ミオシンはアクチン繊維の上を一方向にしか滑走できない。即ち、**一度縮んだ筋肉をもとに戻すことはできない**。腕を曲げた後に伸ばすことができるのは、反対側の筋肉を収縮させているからである。この時、縮んだ筋肉は見かけ上、伸びてもとに戻ったように見えるが、実際には自然に戻るので時間がかかる。つまり、ストレッチをすることによって収縮させた筋肉がしばらくは元に戻らないので、競技本番直前にストレッチを行うことは禁忌である。琴奨菊が立ち会い前の最後のしきりで胸を大きく反らす琴バウアーは最悪である。

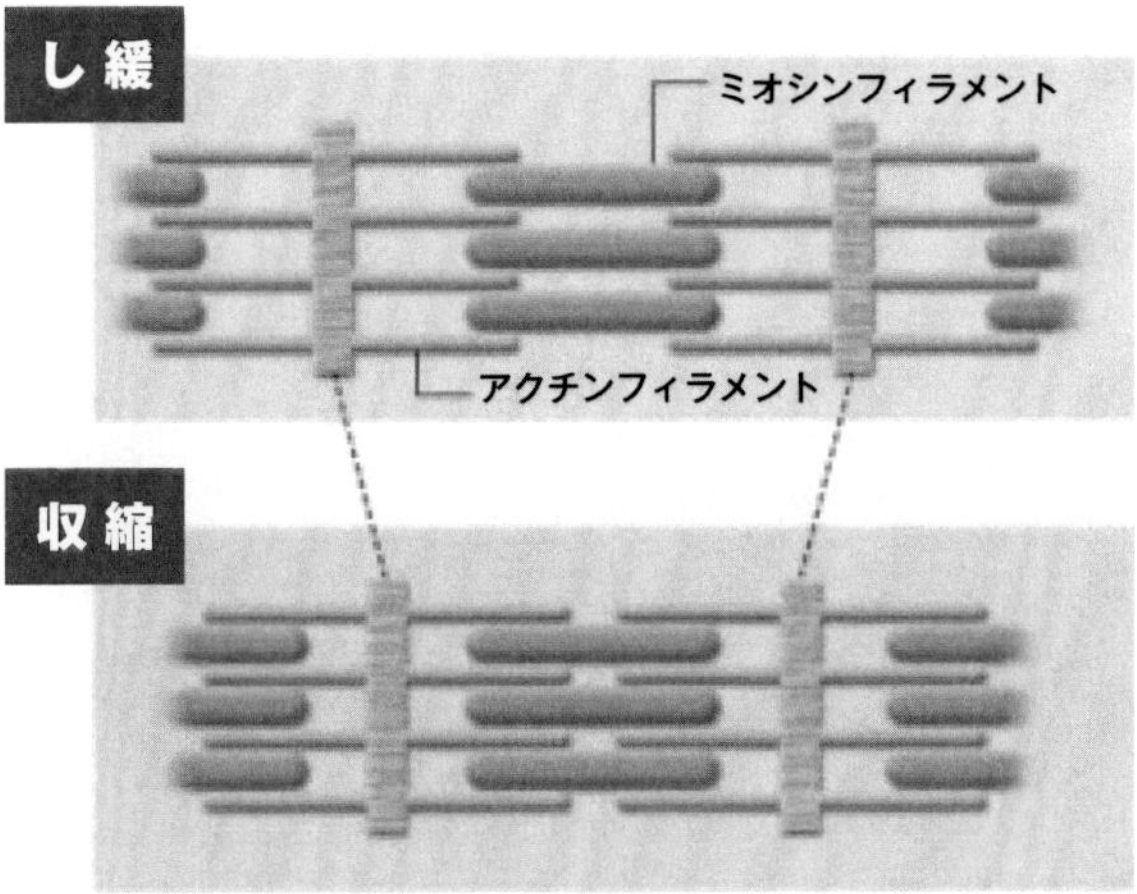
し緩
ミオシンフィラメント
アクチンフィラメント
収縮

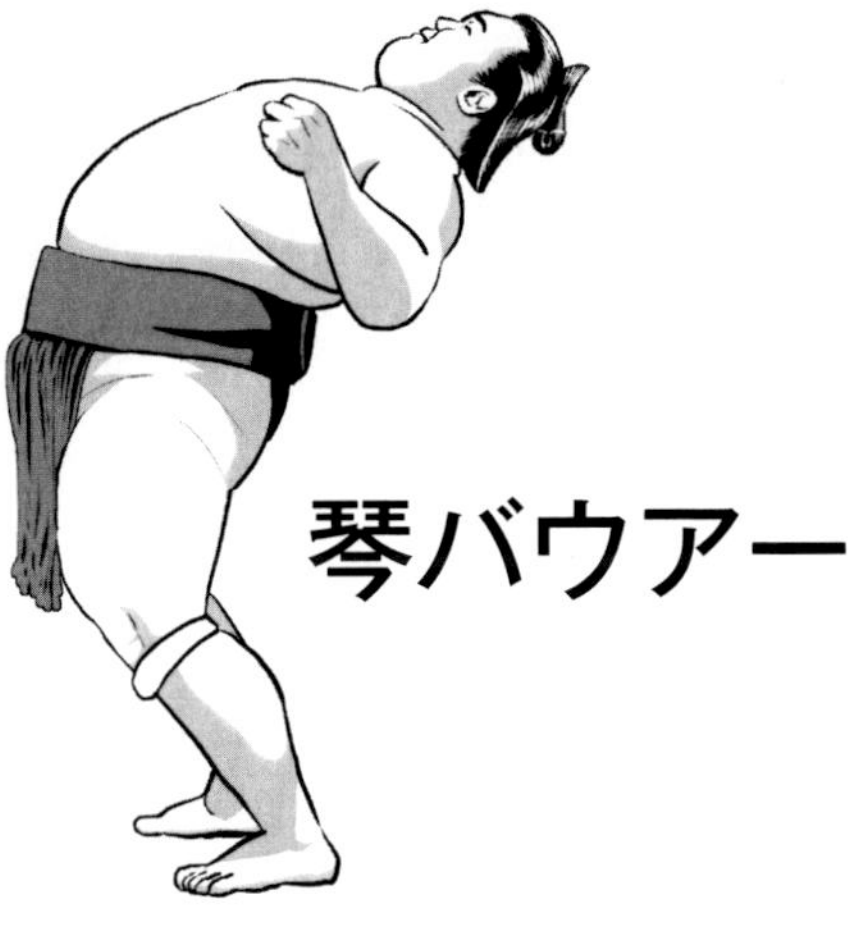
琴バウアー

8-2
むずむず脚症候群とは？

ふくらはぎのあたりに不快な感覚があり、よく眠れないという「むずむず脚症候群」という病名がある。この原因も治療法もよくわかっていないとのことであるが、生化学的に「筋肉は自ら伸びることはできない」という原則から考えてみよう。ミオシンがアクチン繊維に沿って滑走することにより筋肉収縮が起こるが、逆方向に滑走することはできない。自然にもとに戻るのを期待するのみである。若いうちは筋肉が柔らかいので、収縮した筋肉はすぐに自然にもとの状態に戻る。しかし加齢とともに戻りが遅くなり、普段以上に昼間歩き過ぎたり、立ちっぱなしの姿勢が続くと、特に**ふくらはぎの筋肉が収縮したままの状態になる。**この状態は異常であるので、それを神経細胞が察知させようとして、夜寝る時にふくらはぎがむずむずしてくるのである。この症状で眠れない場合は、一度起き出して、アキレス腱を伸ばすストレッチを行うとよい。アキレス腱を伸ばすと自然にふくらはぎの筋肉が伸び、ミオシンとアクチン繊維がもとの状態に戻るのが促進される。すべてのむずむず脚症候群がこれで解消できるわけではないと思うが、但し、試してみるとよい。

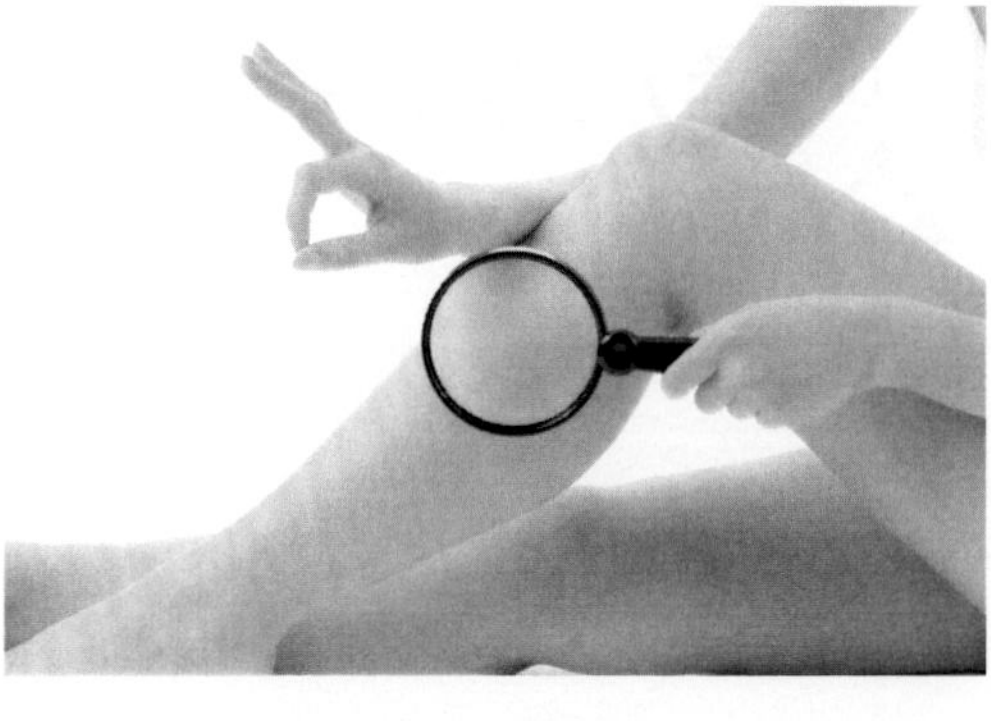

8-3 バレーボールのサーブレシーブを上達するには

プロのバレーボール選手でもサーブレシーブが苦手な人が結構いるものである。アタックされたボールなら難なくレシーブできるのに、スピードもさほど変わらないサーブレシーブになるとミスが出る。それは何故か？　**人間は顔の正面にあるものが最もよく見える。**ゴルフや野球にも通じることであるが、球をとらえる時は顔が動いては駄目である。サービスのボールは高いところを飛んでくるのでついついヘッドアップして、ボールの落下に伴い顔が下に動きがちである。そうではなく、ボールを最もよく見なければならないのはレシーバーの2、3メートル手前である。サービスが打たれたら、素早くレシーブの位置を予測し、その**2、3メートル前に顔を正対させ**て構える。サービスの体勢になった

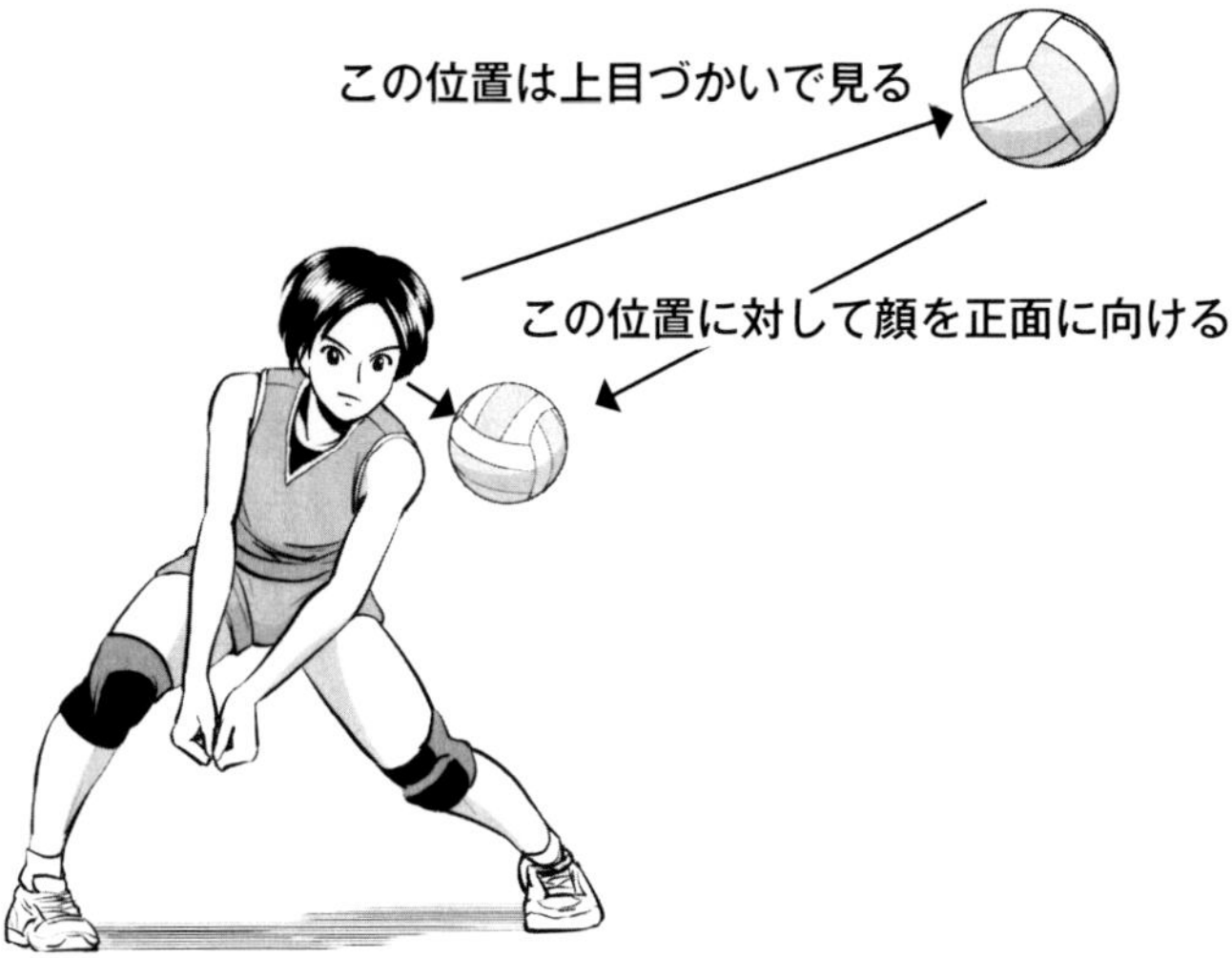
この位置は上目づかいで見る
この位置に対して顔を正面に向ける

ら顔を動かさず、上目づかいでボールの位置を確認し、直前ではっきり見るようにするとよい。サーバーやボールを正面で見ていると肝心の直前で顔が動いてボールがよく見えなくなってミスをするのである。野球でイチロー選手や松井選手がピッチャーを横目で見て構えて、ボールがバッターの2、3メートル手前に来た時に顔の正面でボールが見えるようにするのと同じである。テニスやバドミントンでも同様のことが言える。

8-4

野球やゴルフでボールを遠くに飛ばすには

ホームランは野球の醍醐味であり、ホームランバッターと呼ばれるプレーヤーは人気があるが、誰でもホームランを打てるわけではない。昔の話であるが、門田博光という選手のホームランは一種の芸術といってもよいであろう。大リーガーのような屈強な男たちが力まかせにバットを振り回すのと異なり、ほとんど力を入れないでスローモーションのような打ち方でフェンス越えするのである。イチロー選手もある意味共通するところがあり、当てただけで内野の頭を越すが、普通の人が当てただけではピッチャーゴロが関の山である。では何が違うか？　棒状のものを振り回す時の運動量はスピードと回転半径で決まる。振り回すスピードが同じくらいなら回転半径を長くすると運動量が増えて、ボールが当たると遠くへ飛ぶ。そのためにはどうするかというと、図のようにバッターを中心に円運動で振り回すより、**当たる直前にグリップエンドの方向に引っ張るよう**にするのである。ホームランバッターがグリップエンドから左手（右打者の場合）の小指をはみ出すようにバットを持っていることが多いが、こうすることによって、左手に力を入れようとするとグリップエンドの方向に引っ張るしかないのである。これを私は「**引っぱり打法**」と名付けている。

落合博満さんが現役の頃の構えというと神主打法と呼ばれ、バットを持つ手の肘を伸ばして構えるのが特徴であったが、肘を伸ばして構えたら、スイングに入れば自然に肘が曲がってグリップエンドの方向に引っ張るしかないからである。また、掛布雅之さんの指導法の一つにゴムチューブを振るという練習がある。ゴムチューブはふにゃふにゃなので手首で振ろうとしてもうまくできない。自然に小指の方にチューブを引っぱる動作から始まる。引っぱり打法と同じ理屈である。バットをめちゃくちゃに振り回せばボールに当たる確率が下がる。ゆっくり振って遠くに飛ばすためには引っ張り打法が最も適している。

引っぱり打法は遠くに球を飛ばす時だけに効果があるというわけではない。バントのように球をゆるく転がすときも有効である。プロ野球でもバントする時には、バットを体の近くに構え、バット全体を押し出すように球に当てている選手がほとんどであるが、これは間違っている。バットの先端をできるだけ体から離して構え、グリップエンドの方にバットを引きながら球に当てると狙った場所に打球が転がる。

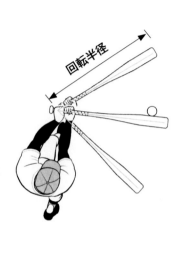

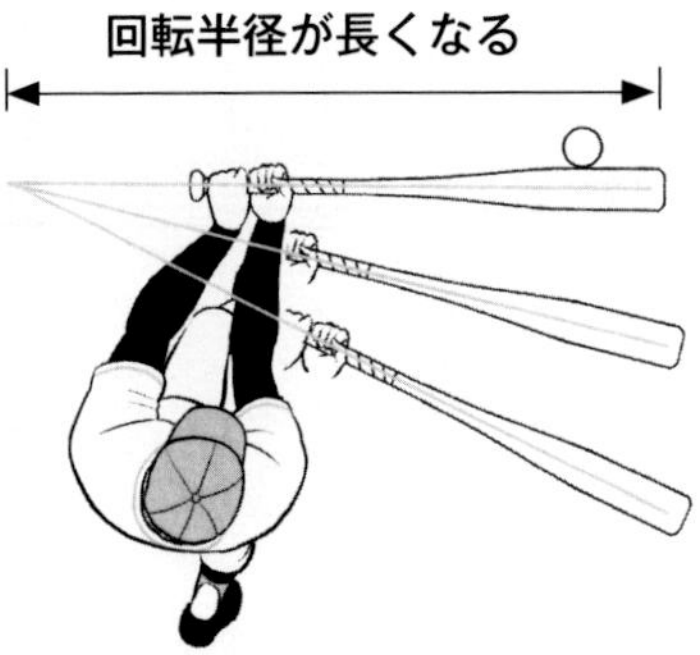

バットの回転半径が大きくなり、バット全体が壁のようになり、当たった球が跳ね返るからである。

　このことはゴルフにも言える。ゴルフでは子供の頃からの英才教育で正確な円運動を描くようにスイングするように教えているところがある。宮里藍選手はこのようなきれいな円運動を最も忠実に習得したプレーヤーである。しかし、このスイングでは安定感がない（宮里選手ごめんなさい）。韓国の申ジエ選手は構えた時に、一瞬であるが、ボールが飛ぶ方向に左手をわずかに突き出すようにしている。即ち、ボールを打つ瞬間には左手でクラブをグリップエンドの方向に引っ張る感覚で打っているように見える。そうすることによって運動半径が伸び、スイートスポットを外れて当たってもさほど軌道はずれないで安定した飛距離を出せるのである。

　私は野球やゴルフはやったことがないが、このことに気付いたのは、テニスからである。テニスでは特にボレーの場合には必ずと言っていいほどラケットをグリップエンドの方向に動かす。もし逆に動かした場合には中心に当たってもほとんど跳ね返らない。ラケットを強く振らなくてもグリップエンドの方向に少し引っ張る感覚で当てるだけでボールは思う方向にとんでゆく。錦織圭選手の世界一のバックハンドも当たる瞬間は必ずラケットがグリップエンドの方向に動いている。実は、私は若い頃にはこのことに気付かず、運動をやめた（できなくなった）頃になってようやく気付いたのが、まったくもって残念である。

（ちょっと生化学からは話が逸れたようだが、生物物理学も生化学に含まれることもあるので勘弁願いたい。）

8-5 筋力トレーニングの時に息を吐く訳

トレーニングジムなどでバーベルやダンベルを使って筋力を鍛える時には必ず息を吐きながら力を入れる。それは後記（10－1）のように筋肉に意識を集中させること以外にもう一つの意味がある。息を止めて全身の力を入れた方がより強い力が入りそうである。しかし、息を止めるということは胸の筋肉も収縮させるということであり、そうすると中にある**心臓が圧迫される**。その状態で筋肉運動をすると酸素を供給するために心臓の動きはより大きくなる。結果として**異常に血圧が上がる**ことになる。極端な場合は脳血管が破裂する。トイレで排便の際にイキんだ瞬間に脳卒中になりやすいのはこの理由による。従って、筋力トレーニングを行う際は決して息を止めてはいけない。息を吸いながら行ってもよいが、息を吐きながら行う方が集中できる。便秘の後に排便する時には特に注意して、腹筋だけに力を入れて、胸の筋肉を緩めてゆっくり息を吐きながらしなければならない。

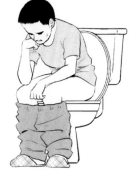

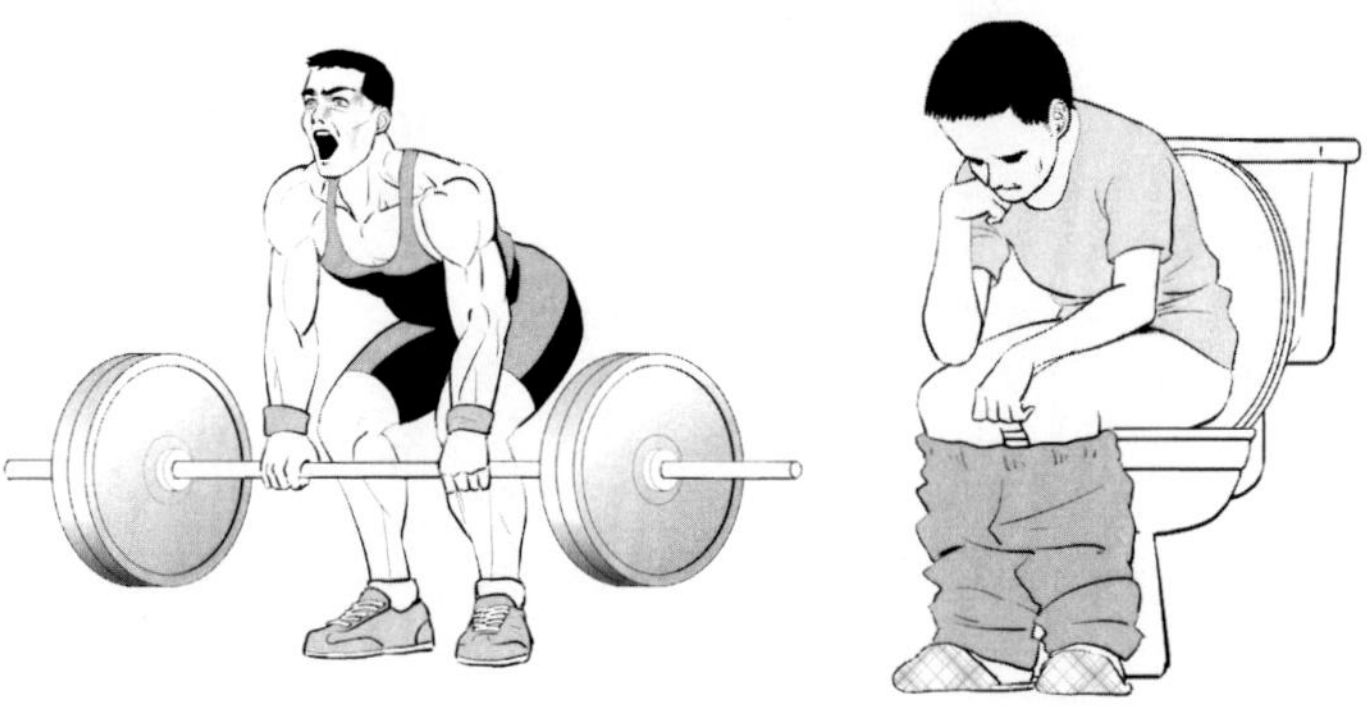

chapter 9 活性酸素編

活性酸素にはスーパーオキサイド／スーパーオキサイドアニオン（$O_2 \cdot^-$）、ヒドロキシラジカル（HO•）、過酸化水素（H_2O_2）、一重項酸素（$^1O_2$）の4種類がある。生物は食物を酸化してエネルギーを得るので、生存のための酸素を必要とするが、消費する酸素の一定の割合で活性酸素を産生する。哺乳動物で比較すると、体重あたりの酸素消費量が多いほど寿命が短いことから、活性酸素が寿命に大きな影響を与えると推定できる。

生じた活性酸素は、体内のスーパーオキシドジスムターゼ、カタラーゼ、ペルオキシダーゼなどの酵素により無害な酸素や水に変換される。さらにそれを助ける抗酸化物質があり、ビタミンC、ビタミンE、茶に含まれるカテキンやタンニン、大豆に含まれるイソフラボン、ニンジンに含まれるβカロテン、ミカンに含まれるβ-クリプトキサンチン、赤ワインに含まれるレスベラトロール、ゴマに含まれるリグナンやセサミン、緑黄色野菜に含まれるルテイン、その他多くの物質が知られている。しかしながら、それらの抗酸化物質を微量に含む食材を摂取しても直ちに抗酸化効果があるとは期待できない。

用不用説

用不用説とはラマルクによって提唱された進化論で、よく使う器官は発達し、使わない器官は退化するという理論である。これは成長や老化においても通用する。たとえば乳糖不耐症は乳糖を分解するラクターゼという酵素が、母乳や牛乳を飲まなくなると発現しなくなり、乳糖を分解できなくなるために牛乳が飲めなくなる症状である。

現代人はわずかのストレスも嫌がる傾向にある。たとえば、ちょっと喉が乾くとすぐに飲み物を飲む。昭和の時代の労働者は朝昼晩の食事以外にほとんど飲み食いしなかった。もちろんそのために水分不足で尿路結石になる人もいたが、ほとんどの人はそれに対応していた。ところが、現代人は喉が乾けばすぐに飲み物が手に入る。その結果、少しの乾きも重大な影響を与えてしまう。その他にも、辛いものやしょっぱいものを食べるのはよしなさい、寒い時はエアコンで温まりなさい、熱帯夜はクーラーをかけっぱなしにしなさい。熱い風呂に入るのはよしなさい、ちょっと疲れたら休みなさい、などなど。そのようにわずかのストレスも回避するために、ストレスに対処するシステムが必要なくなって退化して、よけいにわずかのストレスでも過大に感じて、体が反応するのである。

9-1 中高年者は運動すべきでない？

運動不足は健康によくないと盛んに言われる。特に中高年者には運動が推奨される。しかし果たしてそうであろうか？　確かに基礎代謝を維持するには筋肉運動が効果的であり、それにより体温低下を防止することが健康維持に必要である（前述）。しかしながら一方で運動をするとそれだけ呼吸が激しくなる。筋肉運動には酸素が必要であるからである。ところが酸素を取り入れると**必ず一定の割合で活性酸素が発生**する。活性酸素はＤＮＡ／遺伝子に傷をつけ、突然変異を誘発する。その結果、癌や動脈硬化が引き起こされる。動物では体重あたりの酸素消費量、即ち呼吸量が多いほど寿命が短いのは活性酸素が原因であると考えられている。活性酸素はカタラーゼやスーパーオキサイドジスムターゼと呼ばれる酵素により無害な酸素や水に変換される。若いうちはこれらの酵素の活性が高いので激しい運動をしても平気なのである。ところが**加齢に伴ってこの活性が落ちてくる。**そうすると同じ運動をしていたのでは活性酸素がたまって病気になってしまう。

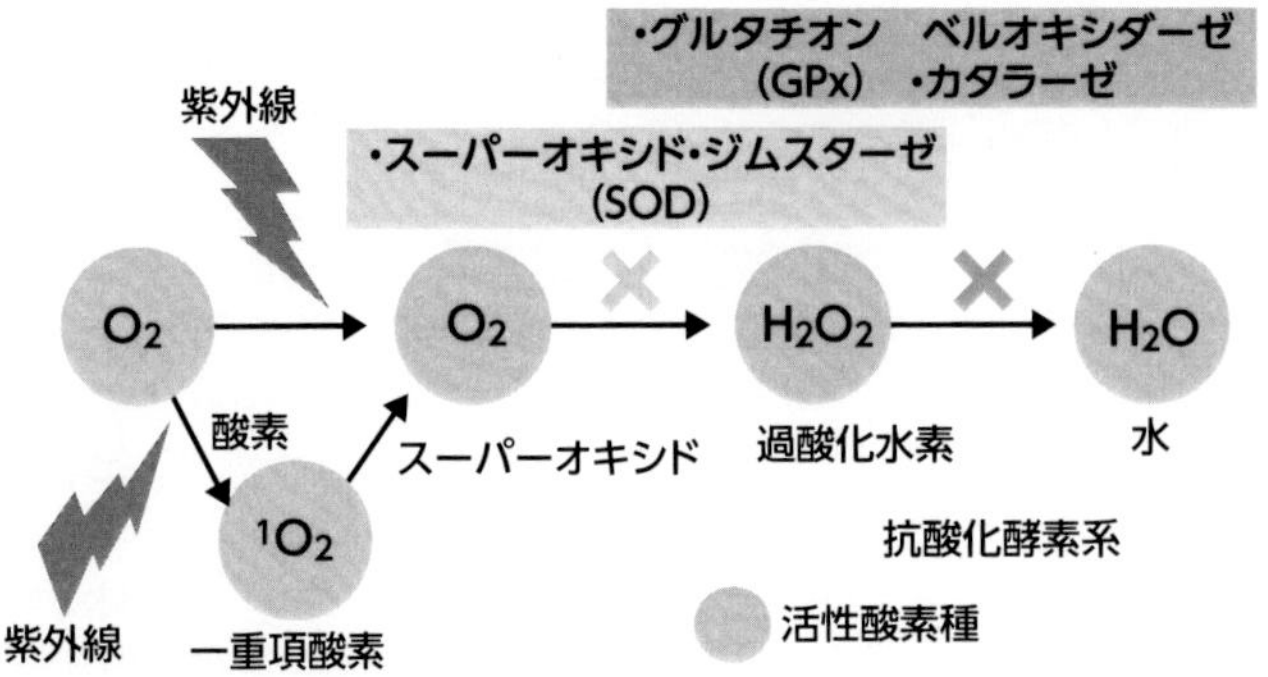

9-2

運動してもよい年齢の見分け方

活性酸素が消化できないと肌にシミができる。若いうちは活性酸素を消化するスーパーオキサイドジスムターゼやカタラーゼのような酵素の活性が高いので激しい運動をしても日焼けしても平気である。ところがそれらの酵素は年齢とともに次第に低下してゆく。日焼けした後にシミが残るようになってくると消化酵素が低下していると推定されるので、**シミが目立つようになってくると運動は控えた方がよい**。中高年者でもシミがあまりできない人は活性酸素の消化酵素が豊富なので運動はむしろ推奨されるべきである。

では中高年者でスーパーオキサイドジスムターゼやカタラーゼのような酵素の活性を維持できるのは何故か？　それは運動、または酸素をたくさん取り

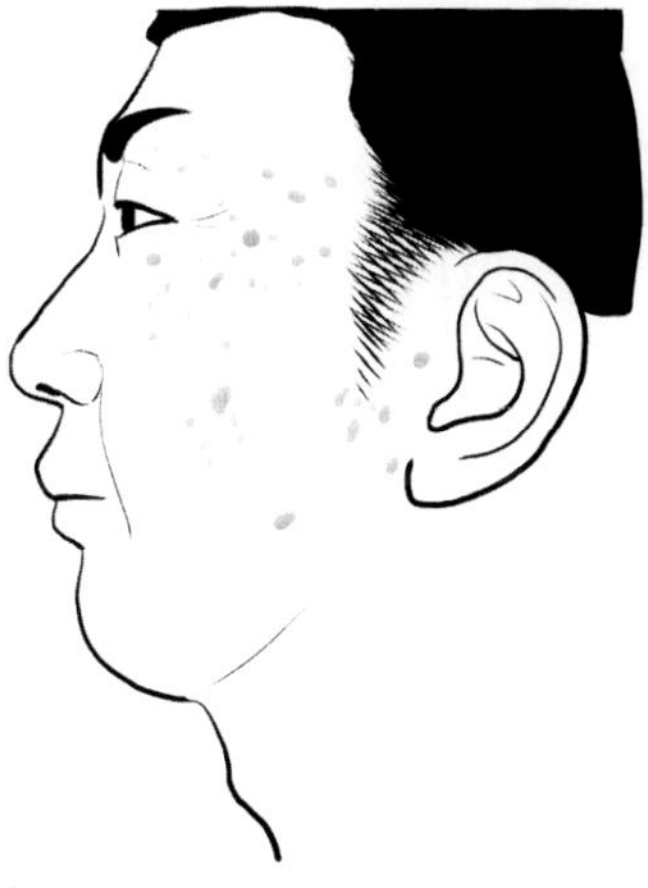

込むような生活習慣を続けてきたからである。酵素は使われることがないと除々に発現しなくなる（タンパク質が作られなくなる）。ちょうど成長するに従って牛乳を飲めなくなるのと同じ現象である。牛乳にはラクトースと呼ばれる糖が含まれており、乳幼児の頃にはこれを分解するラクターゼという酵素がたくさん作られている。この酵素は牛乳を定期的に飲み続ける限り永遠に作られるが、一度ある時期に牛乳を飲まなくなるとラクターゼの合成が低下する。そうすると牛乳を飲むとお腹がゴロゴロして下痢気味になり、よけいに牛乳を飲まなくなる。結果的にラクターゼは全く合成されなくなる。これも用不用説である。スーパーオキサイドジスムターゼやカタラーゼのような酵素でも同様で、ある時期に全く運動しなくなると酵素の合成が低下し、しばらくして再び運動を始めると活性酸素が消化できないので大変危険である。

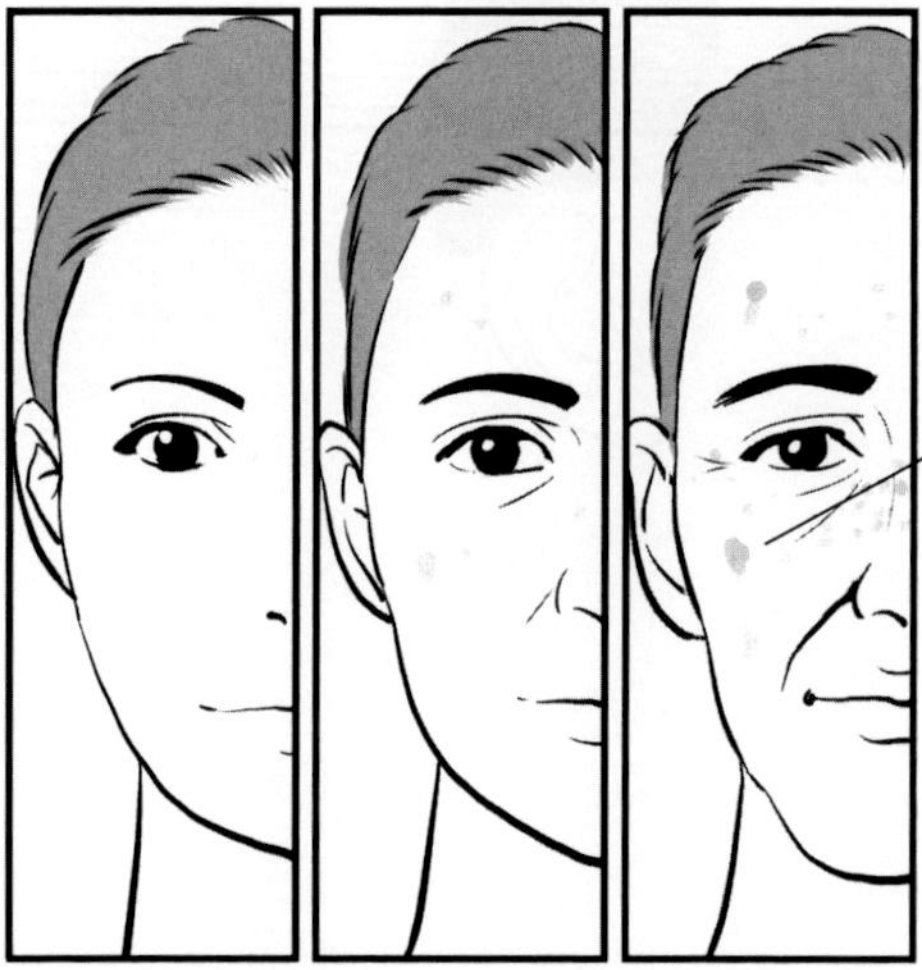

シミが目立つようになると
活性酵素が除去できていない徴候

9-3

30歳を過ぎて激しい運動は控えた方がよい？

若い頃から運動を続けていると**スポーツ心臓**と呼ばれる状態になり、平常時は脈拍が極端に下がる。この状態は年をとってもある程度維持できる。運動している時は当然呼吸が激しくなるが、いつも運動しているわけではないので平常時には呼吸と脈拍が低下する。その結果、**少ない酸素消費量で日常生活をおくることができ、当然ながら活性酸素の発生量も少ない**。これが運動の効果である。

しかしながら、30歳前後から運動を始めると、次第に運動している状態に適応してゆく。ところが平常時の体は心臓の脈拍を下げようとするが、スポーツ心臓のように脈拍の間隔が伸びるのではなく、**不整脈として脈拍を下げる**ことがある。不整脈はこれまた重大な問題であり、一時的にでも血流が止まれば血栓ができ、細い血管を詰まらせて脳梗塞や心筋梗塞などにつながり、命の危険を伴う。

したがって、中高年者の適度な運動とは「少し息が切れるくらいの運動」ということになる。

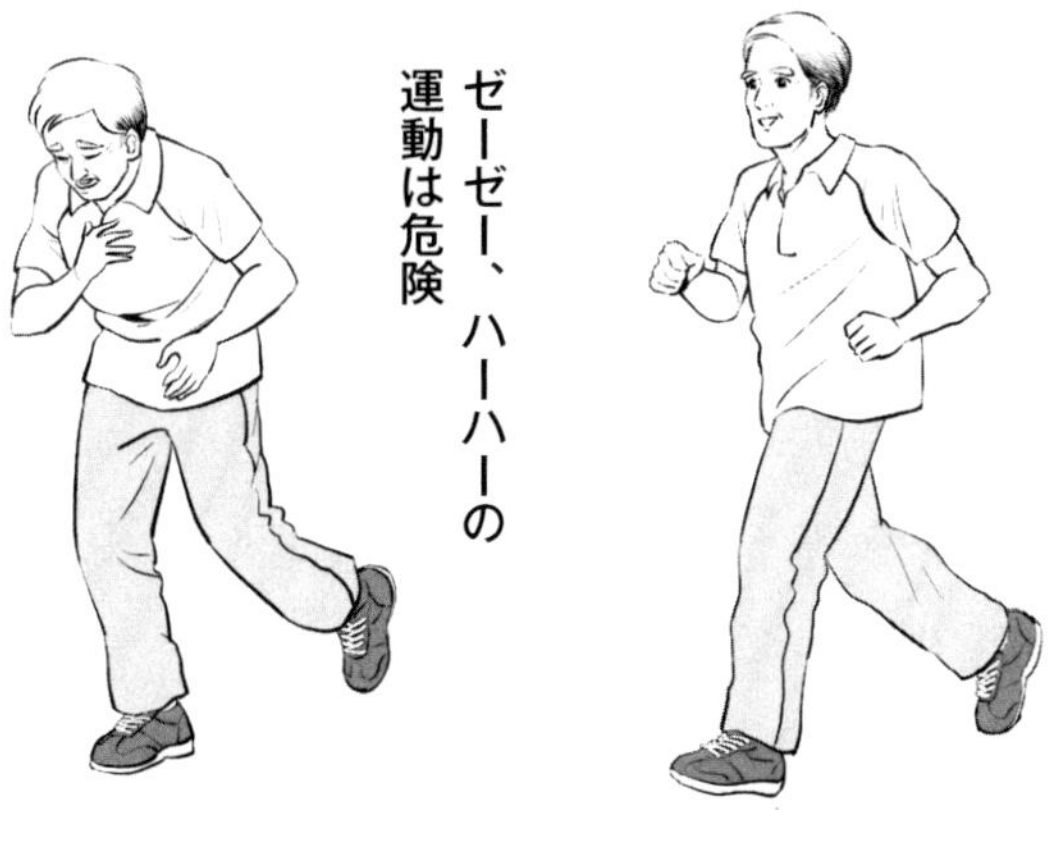

9-4
有酸素運動は健康によいか？

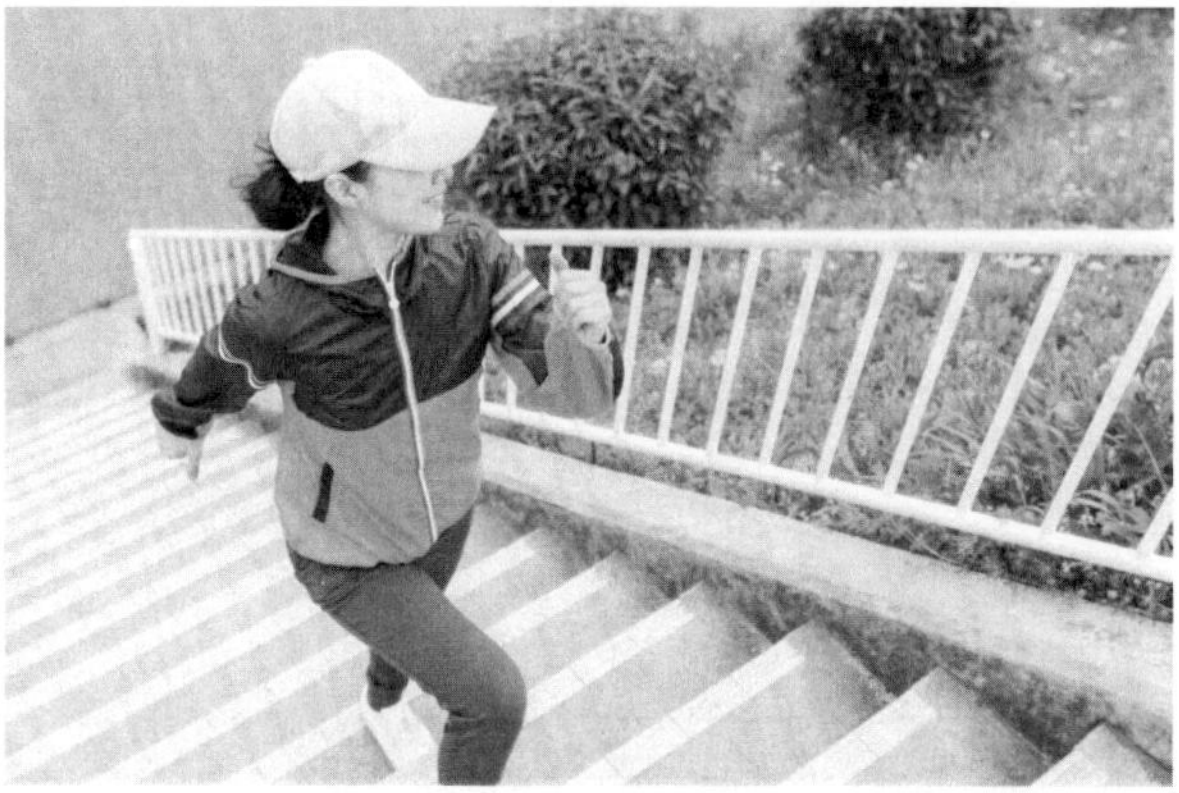

健康のため、歩くのがよいとよく言われる。正しい姿勢で歩くと適度に全身の筋肉が鍛えられ、バランス感覚も養われる。周囲の景色を眺めてリフレッシュされる。しかし、早足で歩く有酸素運動となると別問題である。早足で歩く有酸素運動はその名のとおり**酸素を余計に消費**するので当然ながら活性酸素が発生し、**傷害を与える**ことになる。早足で歩くと足首付近の筋肉をよく使うのでさらに呼吸が激しくなるのである。前述のように、活性酸素をよく消費できる人は有酸素運動でもよいが、多くの中高年の人は消費能力が落ちているので、有酸素運動はやらない方がよい。活性酸素の消費能力が落ちているかどうかを見分ける一つの方法は前述のように顔のシミである。

9-5 健康によい運動とは？

体の中心から遠い手首やつま先の筋肉を使うと激しく息が切れる。一方、体の中心に近い筋肉を使うとあまり息が切れず、長続きする。たとえばバドミントンはテニスよりコートが狭いわりに激しく息が切れるのは手首足首の動きが激しいからである。息が切れるということは余分な空気（酸素）を吸い込むということであり、その結果、活性酸素の産生が増加する。

私が健康に最もよい運動として推薦したいのは**太極拳**である。太極拳では体をゆっくりと動かすが、以外と太ももの筋肉や腹筋、背筋を使う。いわゆる**体幹を鍛える**ことができる。特に呼吸が大事でゆっくりと息を吐いたり吸ったりするので、余分な酸素を吸収することがなく、活性酸素の発生も少ない。またさまざまな姿勢をとるのでストレッチ効果もあり、リンパ液の流れをスムーズにするという効

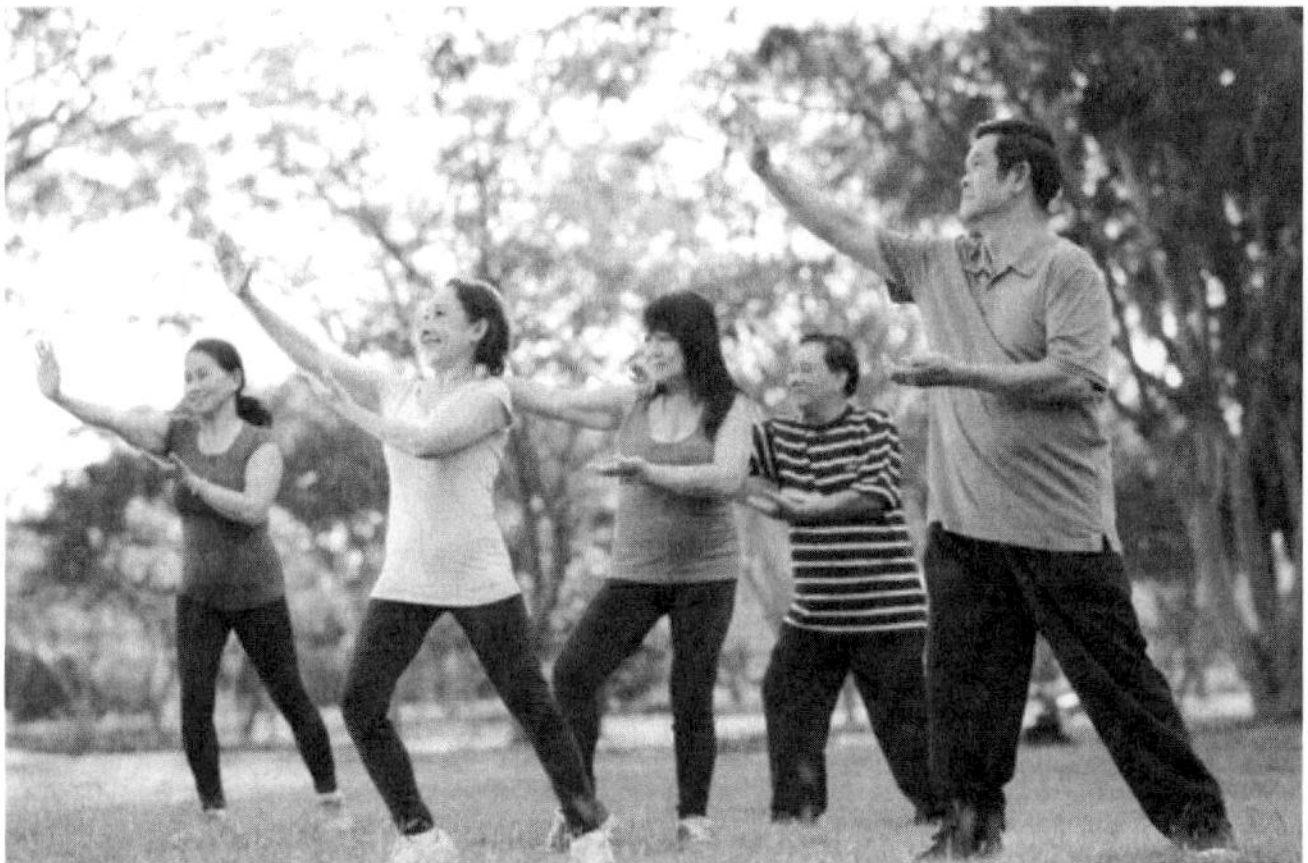

運動はゆっくりと。

果も期待できる。

また、自転車を漕ぐのもよい。主に**太ももの筋肉**を使い、足先の筋肉をあまり使わないからである。室内用のエアロバイク、ボートこぎ運動やスクワット運動でも同じ効果が期待できるが、実際に戸外で自転車を漕ぐと景色も刻々と変化してストレス解消になり、リフレッシュできる。また、バランス感覚も養うことができる。ジョギングは息が切れない程度ならよいかもしれないが、膝や足首の関節を痛めることがある。スクワット運動の際には膝を深く曲げすぎないように注意するのもこのためである。

毎日ウォーキングをやっている人も多いであろう。これも舗装道路の上を歩く場合は人によっては膝の関節を痛めることがあるので要注意である。一方で、ほとんど歩かない生活を続けていると足の血行が悪くなり外反母趾などの足の変形や爪の変形に結びつくことがあるので、それも注意が必要である。つまりは、健康によい運動は人によって異なるということであり、自分の体と相談しながら行わなくてはならない。ヨガも同様の効果が期待できる。ヨガというと奇妙なポーズで関節を目いっぱい曲げたり伸ばしたりするイメージがある。体（関節）が硬い人が無理なポーズをとると逆効果になることもある。

chapter 10
神経編

10-1

集中するとはどんなこと？

スポーツの試合において大事な場面では神経を集中させて望むことが必要である。野球選手はその一球に集中するからホームランを打ったり、三振を奪ったりできる。ではその集中とは何か？　意識して神経を集中させるのは容易ではない。よく観察すると、多くのスポーツ選手は大事な場面で深呼吸しているのがわかる。特に、息を大きく吸った後、ゆっくりと息を吐く動作をしている。一方で、スポーツジムでバーベルを用いて筋力トレーニングする人は、負荷をかける筋肉に意識を置いて、息を吐きながらバーベルを持ち上げる。そうすることによって意識が集中されて筋力が増強するわけである。息を吸いながら負荷をかけると効果が半減する。

では呼吸と神経はどのように関係しているのであろうか？　息を吸う時は、胸や腹の筋肉を収縮させて肺の容積を拡大する。息を吐く時は、収縮した筋肉を緩めれば自然に肺から空気が出てゆく。この筋肉を収縮させるには神経による命令（刺激）が必要である。息を吸いながら動作を行なうと、神経の一部が「息を吸う」という動きに使われて、全神経を動作に集中することができなくなる。一方、息を吐きながら動作を行なうと、「息を吐く」という動きには神経の命令は必要なく体全体を脱力させるので、**全神経を目的とする動作に集中させることができる。**一流選手は恐らく無意識にこのような呼吸をしていると考えられる。

バッティングの時はピッチャーが球を投げる瞬間に息を吐きながら集中する。しかしこの時、バットを持つ手に力が入っていては効果が半減する。息を吸うための筋肉を休ませるために息を吐くのであるが、腕に力が入っていては意味がない。バットを持つ力は最小限にして、全身の力を抜いてリラックスした状態で息を吐きながら投球を待つと集中できる。

このことはスポーツ以外にも応用できる。技術者や芸術家が器用に作業できるのは呼吸の影響が考えられる。即ち、細かい作業においても、いつもいつも集中が要求されるわけではない。たとえば、書道においては、筆が紙に触れる瞬間に集中が必要であり、その時は必ず息を吐きながら行なっているはずである。望ましくは、**息を吐いた後、吸い始めるまでのわずかの時間が最も集中できる。**我々はプロの研究者として実験を行なっているが、細かい作業を始める瞬間には必ず息を吐いているか、あるいは吐いた後、息を止めて行なっている。これは全く無意識に行なっている。この無意識の呼吸法がスムーズに作業できるかどうかが器用／不器用を決定するといっても過言ではない。

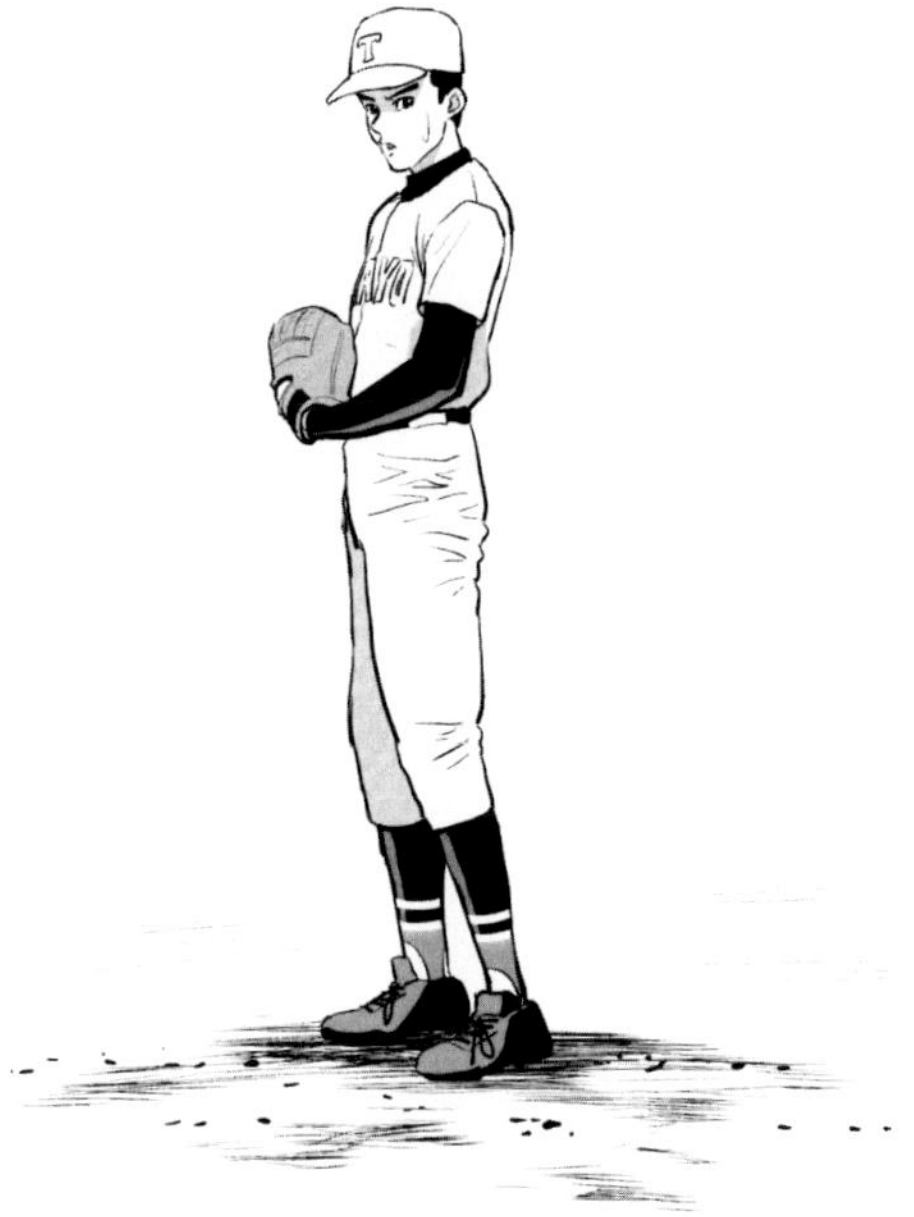

投球前に息を吐いて集中

10-2

悩んだ時に何故首をかしげるか？

頭を傾けることによって血流が微妙に変化するからである。同じ姿勢（頭の傾き）でいると神経回路が同じ方向にしか伝わらない。頭を傾けることによって血流が変化し、別の発想が生まれることがある。ちなみに、左に頭を傾けて左脳の血流を増やすと楽観的に、また、逆に右脳の血流を増やすと悲観的に考えがちになるそうである。

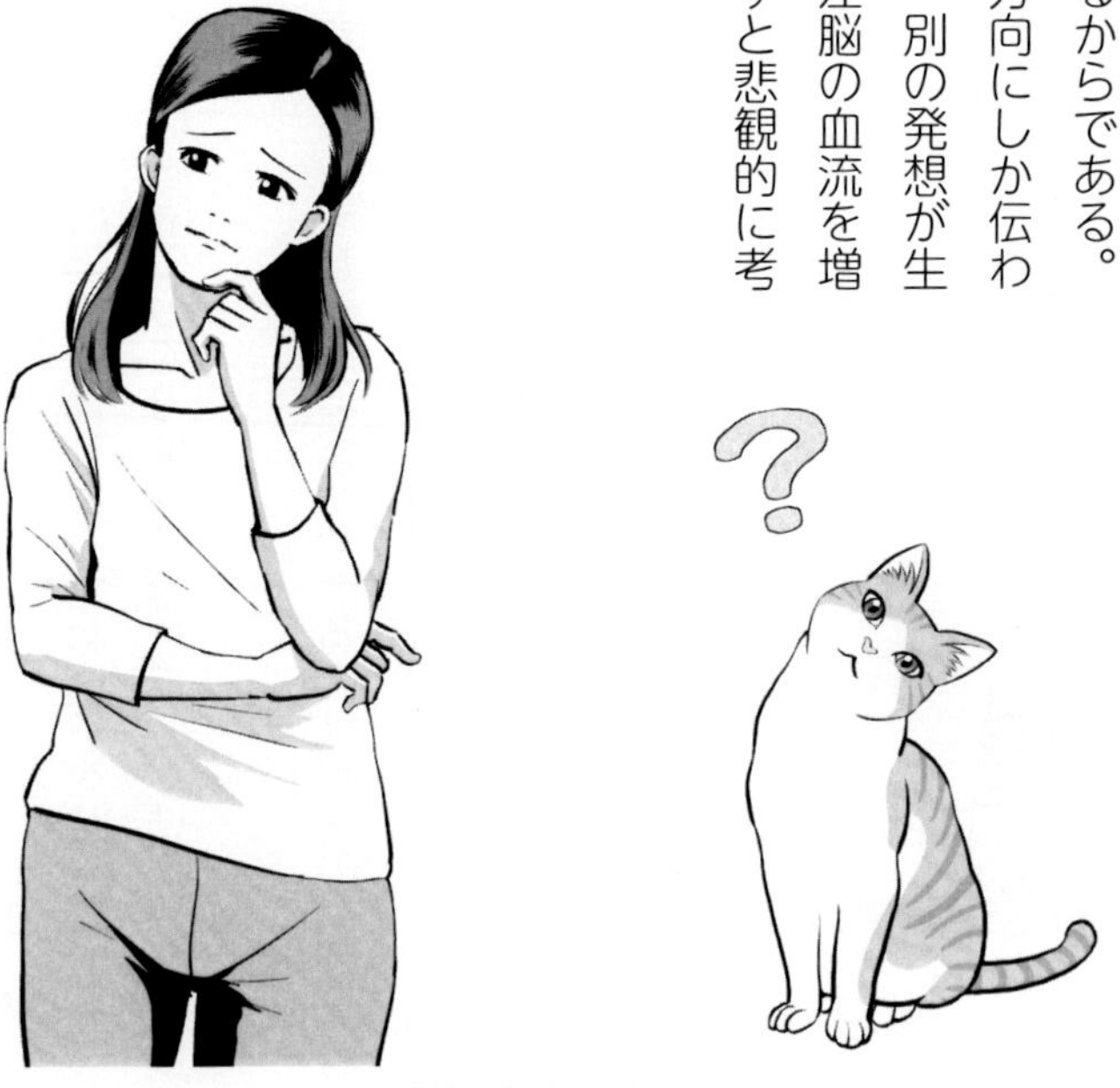

脳の血流が変化

10-3

頭を使うと甘いものが欲しくなる？

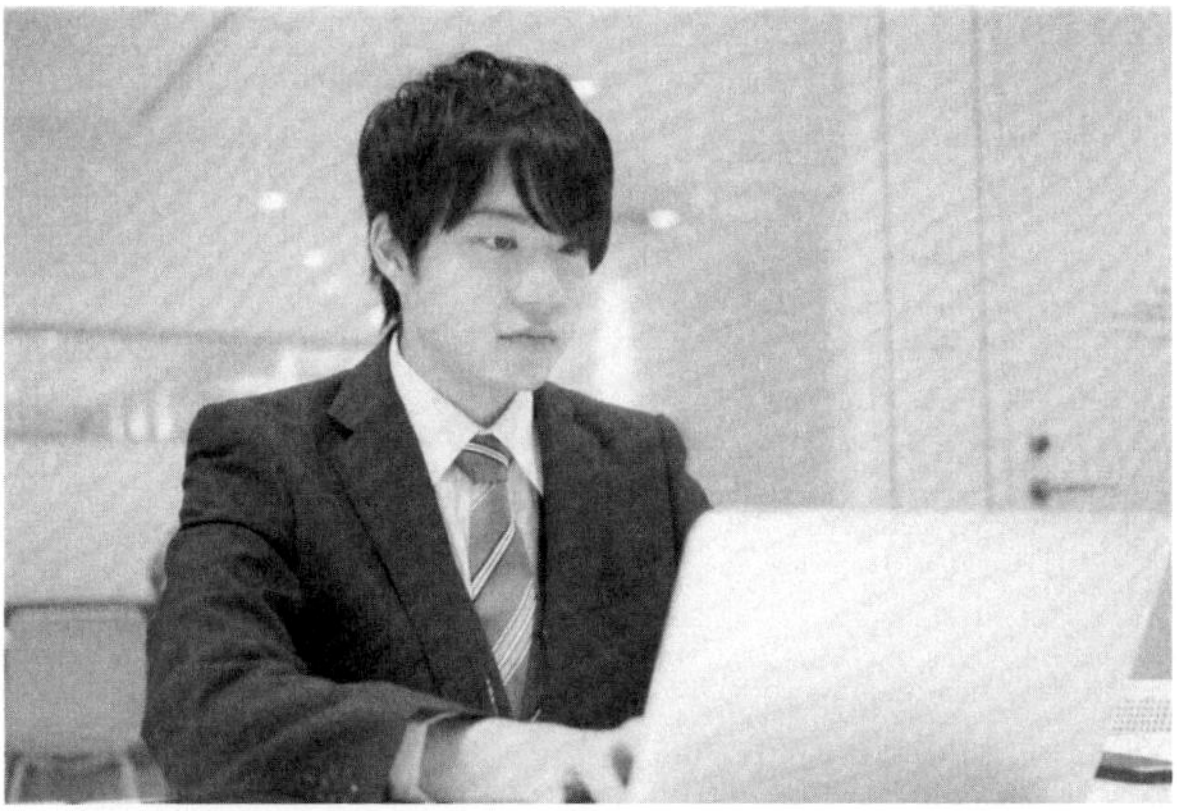

脳神経細胞が活動するためにはエネルギーが必要である。ちょうど筋肉を動かすのと同じであるが、見た目、体は動かしていないのでエネルギーを消費しているようには見えない。しかし、脳神経細胞は電気やさまざまな神経伝達物質を介して隣の神経細胞に刺激を伝え、ネットワークを構築して考えたり記憶したりする。この時にエネルギーが必要とされる。マラソンランナーがレース中に糖分をとるように、**頭を使う時にも多量のエネルギーを消費**するために、すぐにエネルギーに変換しやすい糖分（甘いもの）が必要となる。長時間の頭を使う作業では甘いものを摂取すると頭の働きを維持できるということになる。

デスクワークばかりで、運動もしないのに太らない人をよく見かける。そういう人は脳神経の使い方が上手なのである。頭を使ってたくさんのエネルギーを消費するために太らないのである。ただし、頭を使えばよいというものでもない。テレビゲームなどで頭の同じ場所だけを長時間使っても同じ酵素が働くのでエネルギー消費は少ない。また、パソコン作業で行き詰まって、ずーっと同じところで悩んでいても神経伝達は停滞してエネルギー消費も少ない。できれば、複数の作業（仕事）を同時に行ない、一つの作業で行き詰まったらすぐに次の作業に移る、というのが神経活動を停滞させないでたくさんのエネルギーを消費するコツである。

10-4 糖質制限ダイエット

肥満を解消するために食事から糖質だけを除く（または減らす）糖質制限ダイエットは非常に効果的であるが、一方で、その第一人者の桐山秀樹氏が急逝したことから危険性も指摘されている。糖は脂肪やタンパク質よりも少ない代謝でエネルギーを取り出せるのでマラソンランナーが走っている途中で摂取する栄養分として効果的である。エネルギーが足りていると摂取した糖はグリコーゲンや脂肪に変換されて蓄えられる。グリコーゲンの蓄積量は少ないので、過剰なエネルギー源の摂取は脂肪の蓄積となる。従って、糖質の摂取制限は肥満防止になるというのは一理ある。しかし、理論的には脂肪の摂取制限の方が直接的であるので好ましい。

一方で、糖分を摂取すると血糖値が上がり、それを下げるインスリンが分泌される。常に糖分を摂取している

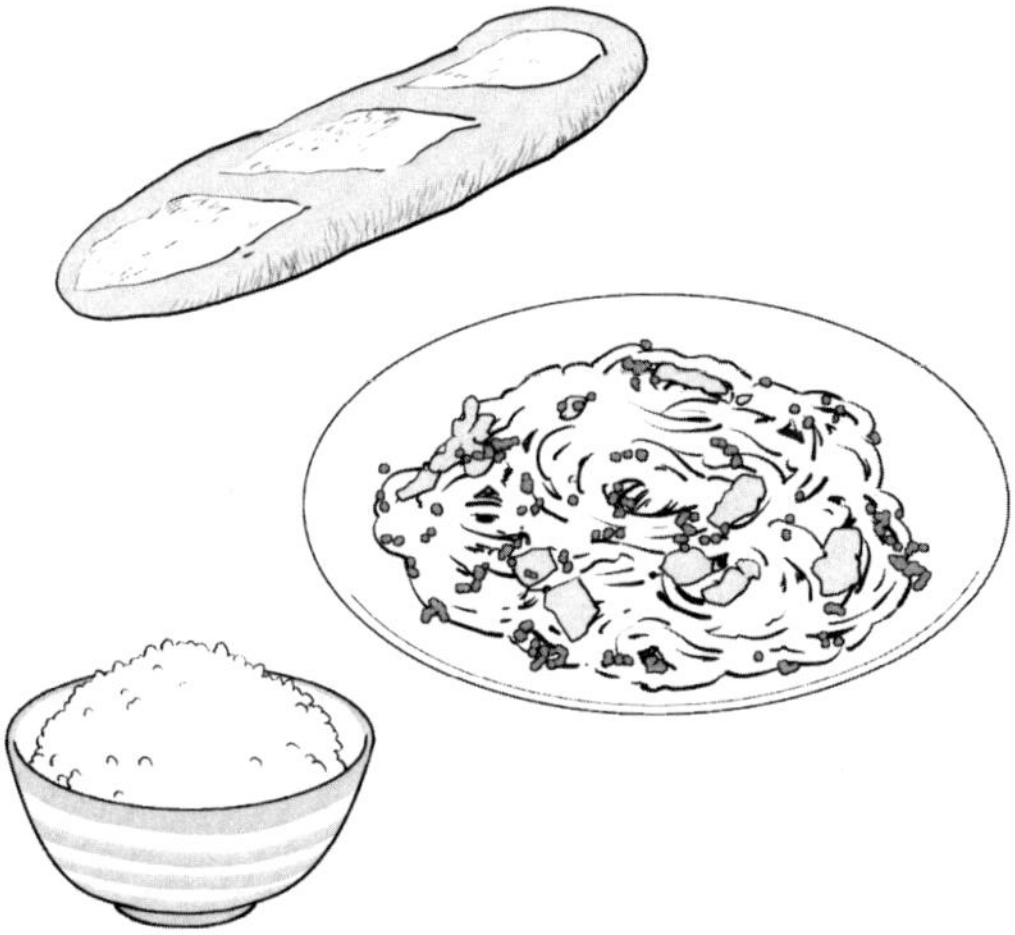

とインスリンの分泌が続き、やがてインスリンが分泌されなくなったり、分泌されても血糖値が下がりにくくなる。これが2型糖尿病である。**糖質制限ダイエット**を続けると血糖値が上がらないのでインスリンが分泌されない。それを続けると、**用不用説に基づけば、インスリンは不要なものとして無視される**。糖質制限ダイエットを一生続けるならばまだよいが、どうしても成分のわからない飲み物食べ物を口にすることは避けられない。その時に糖分が含まれていると、体はその対処法を忘れているので、過剰な反応が起こる。たとえばインスリンが分泌されない、あるいは逆に少しの糖分に過剰なインスリンが分泌され血糖値が下がり過ぎるなどである。そのような爆発的な反応が体には大きな負担になるので、長期にわたる糖質制限ダイエットは止めた方がよいと思う。

頭は摂取した糖分の約20~25%を消費していると推定されているが、囲碁将棋のプロ棋士などの頭脳ゲームを職業する人はそれ以上であろうと思う。つまり、体を動かさなくても頭をフル回転させていれば相当量のエネルギーが必要となる。糖質制限ダイエットにより糖分/エネルギー不足に陥るとまず頭の回転が悪くなるのは明らかである。逆に、勉強やパソコン仕事など、頭を主に使う作業では途中で糖分摂取が必要である。中高年になると代謝効率が落ち、摂取した糖分や脂肪がすべてエネルギーに変換できるわけではなくなるので、同じ量の頭脳仕事をこなすには必要以上のエネルギー摂取が不可欠となる。つまり、**中高年の肥満はやむを得ない**のである。

10-5 頭寒足熱とは？

前記で一時的に脳を温める必要があると説明したが、一方で頭寒足熱と言って頭を冷やすのがよいという言い伝えもある。また、「頭を冷やせ」と言うと、興奮せずに冷静になって考えろという意味になる。確かに風邪で38℃以上も熱があると、頭がぼーっとして正常な判断ができなくなる。そういう場合は頭だけでも冷やすと脳神経細胞が受けるダメージが少なくなり、神経活動が正常になるので気分が楽になる。神経活動の多くは酵素の働きによって決まる。人間の体内のほとんどの酵素は至適温度が37℃であるが、脳温度はそれよりやや低めである。興奮すると頭に血が上る、と言われるが、血圧が上がり、特に頭の血流が盛んになるので脳温度が上昇する。そうすると神経活動が盛んになり、さま

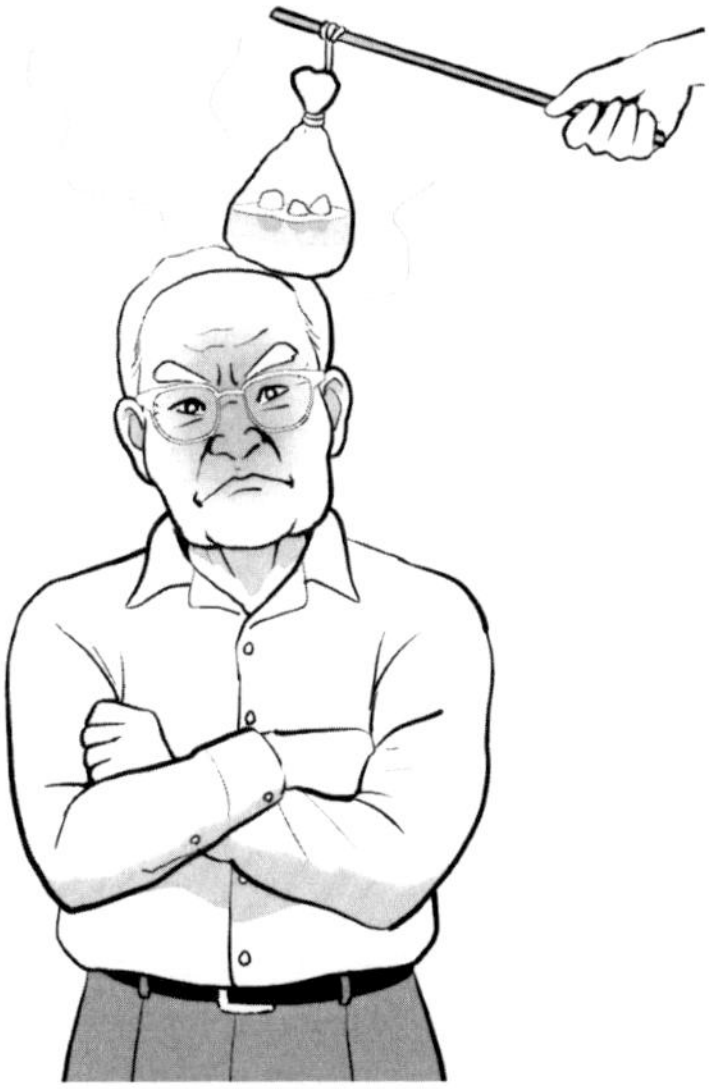

ざまな方向にシグナルが伝えられてゆく。些細なことが大きな問題と感じるようになり、我慢ができなくなる。いわゆる「きれる」状態になる。酒を飲んで脳の血流が上昇した時にも同様に**脳神経活動の暴走**が起こる。「頭を冷やせ」というのは酵素の活性が鈍り、神経伝達のスピードが遅くなり、時間の余裕ができるので、冷静に考えることができるのである。

しかし一方で、頭は冷やせばよいというものではない。脳温度が37℃から下がるにしたがって酵素活性も下がり、神経活動も鈍くなる。一つのことに考えを集中したい時はその方がよい場合もあるが、通常は多くの情報を取り入れて、思考回路を経て処理し、結果を提示するので、**脳温度は高い方がよい**。しかし体全体が熱くなると苦しくなるので、首から下は低めの温度にするのがよい。

10-6 ものごころつくとは?

脳神経の細胞は生まれてからも成長とともに増殖するが、子供の頃には増殖が止まってしまう。ちょうど「ものごころつく」と言われる年齢の頃から脳神経細胞はほとんど増えなくなる。神経細胞が増えるとどんどん記憶力や思考力が増し、運動能力も向上するが、そうはいかない。何故か? 子供の頃にひととおり生存に必要な能力を習得すると、次は仲間や社会と協調して生きていかなくてはならない。そのために必要なのは常識の定着である。ものごころつくとは常識がほぼ確立して突拍子も無い行動をしなくなるということである。もし、脳神経細胞がその後も増殖を続けたならば、**新しく生まれた脳神経細胞によって常識のネットワークが乱され**、行動や考え方が千差万別になり、仲間とともに生きていけなくなるであろう。他人との社会的関係をうまく築くことができないが頭はよく働くアスペルガー症候群の人達はこういうことかもしれない。

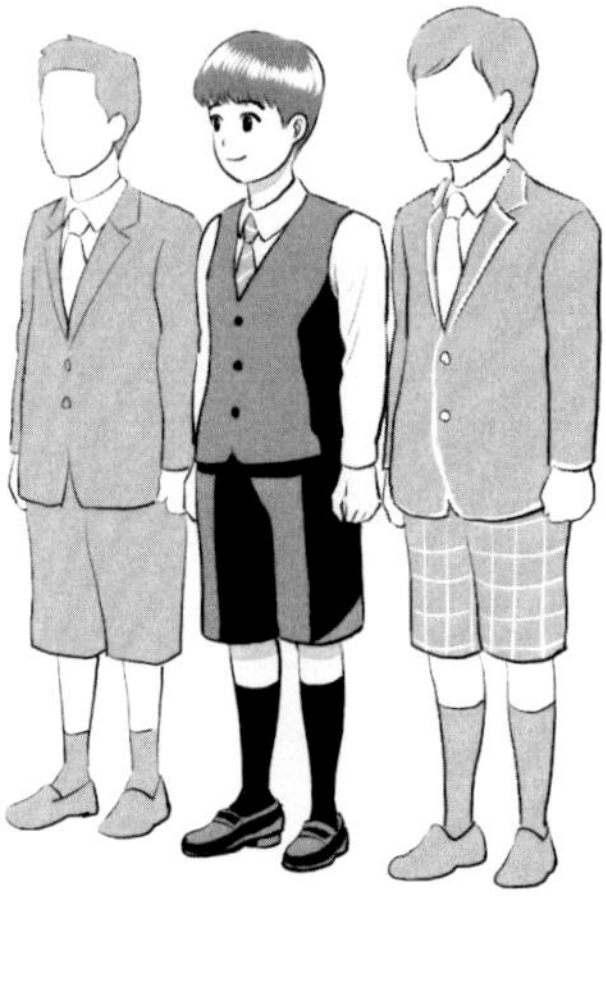

10-7 天才は一握りの人間のみ？

天才と呼ばれる卓越した能力の持ち主には滅多にお目にかかれるものではない。言い換えれば、滅多に存在しない超人的な人であるから天才と呼ばれる。特定の能力に関係する脳神経細胞の一部のみが異常に発達すると、その能力に関しては卓越した才能の持ち主ということになる。しかし、大抵の場合、そうはいかない。他の能力が欠如したり、異常に発達したりする。**天才と呼ばれる人の多くは変人**と呼ばれるのもこの理由である。そうすると社会と協調することが難しくなり、せっかくの才能を生かす場所がなくなる。**天才とは、社会との協調性と卓越した能力の両方をたまたま兼ね備えた人**のことである。人間ビデオテープレコーダーとも呼ばれるサバン症候群の人達はある意味、天才であるが、その能力を生かす場が少ないのが現状である。

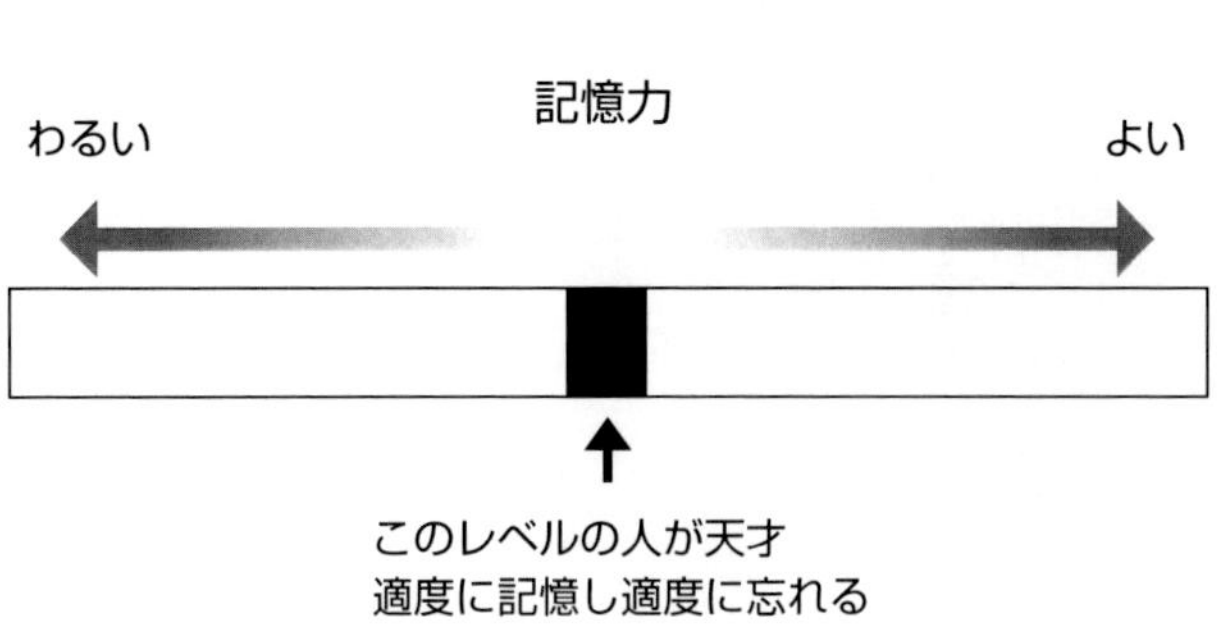

余談ではあるが、**人間の能力はほぼ同じである**と私は考えている。特定の感覚神経の障害者が別の感覚神経では健常者をはるかに上回っていることからもわかる。テストで100点をとるか、0点をとるかという大きな差が出るのは子供の頃の話である。子供の頃には神経の発達に大きな差があるが、**大人になればほぼ同じレベルで成長が止まる。**私は24歳の頃にテニスを始め、以前の職場でテニスクラブに所属していた。子供の頃には運動音痴と呼ばれていたが、そのクラブでは仲間と同じくらいのレベルであった。驚くべきことに、いっしょに練習している仲間のほとんどは同じレベルで上達が止まっていた。学生時代にテニス部に所属していた人には一生勝てなかった。即ち、20歳過ぎて始めた運動はどんなに練習しても一定のレベルを超えることはない、というのが私の持論である。つまり、ある能力が特に優れている人は必ず他の人より明らかに劣っている能力がある、逆に、あることが全くできない人は必ず他の人より優れた能力を持っている。「できない」ことにコンプレックスを持つ必要はないということである。

10-8

忘れっぽい人ほど頭がよい？

一般に、もの覚えがよい人は頭がよいと考えられているが、忘れっぽい人ほど頭がよいとはどういうことか？　加齢に伴ってもの覚えが悪くなるのは神経細胞が記憶でいっぱいになるからである。いくら記憶力がよくても人の記憶量には限界がある。年をとっても昔のことはよく覚えているというのは、忘れることができなくて、記憶量が限界に達しているからである。ちょうどパソコンのハードディスクがメモリでいっぱいになるとそれ以上の情報を保存できなくなるのと似ている。では人はどうするかというと、**入ってきた情報をかたっぱしから忘れている（消去している）**からである。明け方に夢を見ても、目覚めた瞬間に夢の内容を忘れてしまうのと同じである。特に印象に残ったり、重要だと判断した項目のみを残してあとは忘れるので、新しいことを覚えられるのである。若い頃から忘れっぽくてもの覚えが悪いと感じている人は、実は頭がよいと自信を持ってよい。

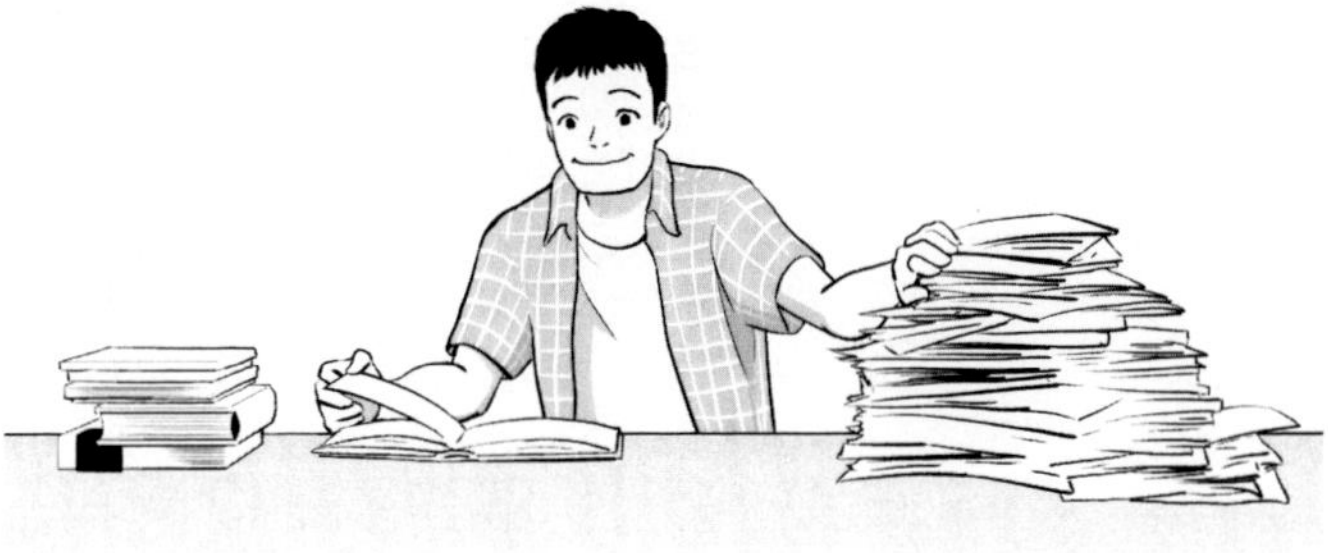

10-9 ドクターG

NHKの人気番組にドクターGというのがあり、研修医などの若手医師が患者さんの症状や検査結果から、ベテラン医師の指導のもとに真の病名を当てる、という内容である。このような教育が大学の医学部でも行われており、関連の知識をいかにたくさん蓄えて活用するかが医師の優秀さを決める。医学部が卒業まで6年を有するのはこのようにたくさんの知識を習得する必要があるからである。

しかし**このような教育は現代では無意味である。何故なら、コンピューターや人口知能（AI：Artificial Intelligence）が発達してきたからである。**すでに二十世紀後半から人間の記憶はコンピュータの記憶に遠く及ばなくなっていた。この頃から病気の診断にはパソコンを導入すべきであった。増してAIが発達してきた今日では、世界中の全ての症例をAIに記憶させ、学習させておけば、とても人間の及ぶ範囲でない。囲碁や将棋でもAIが人間を上回った。それは人間が作ったプログラムに沿って動くコンピューターではなく、自ら（コンピューターどうしの対戦により）学習し、プログラムを向上させていった結果である。つまり、**考える能力においてもAIが人をはるかに上回ってきた。**その結果、今では囲碁や将棋のプロの棋士がAIを参考にしている。人間はすべての実戦例を記憶

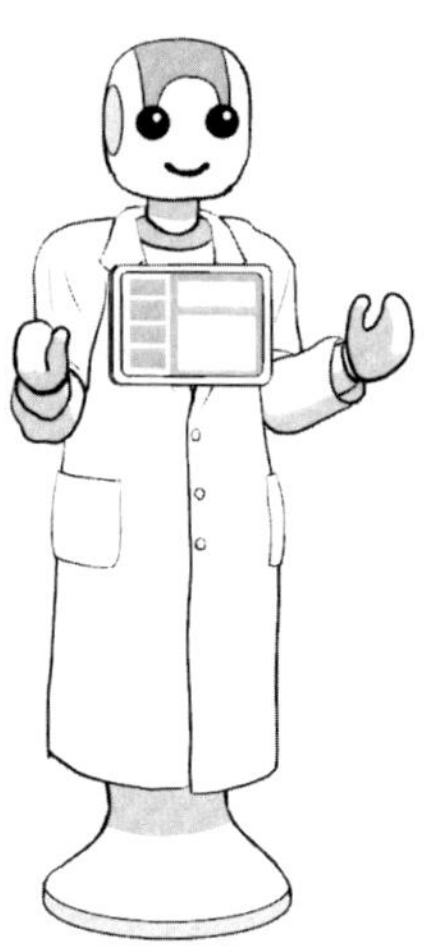

することはできないので、いろいろな法則を作ってそれに沿って行動する。法則には必ず例外が伴う。一方、AIには記憶の制限がない。そうすると無限の情報に基づいて結果を予測し、そこには法則が存在しない。誤った情報でない限り、間違うことはない。

このような**AIを病気の診断に導入すれば**、いち早い段階で、時には問診だけで**正確な診断が可能**となる。多くの病院で診察に時間がかかるのは問診と検査結果に基づいて医師が考える時間がかかるからである。そのために医師が多忙になり、医師不足に陥っているのが現状である。それをAIに任せれば医師不足が解消する。さらに普及させれば、**全国のどのような小さな診療所でも同じ基準の診断が受けられるようになる**。あるいは自宅のパソコンでちょっとした体の不調の原因を正確に診断できるようになる。これを一日も早く実現して欲しい。

ただこれまで、このような診断目的のAIの開発に公的研究費が導入されていない。私は、その大きな原因は医師会の抵抗勢力（既得権）ではないかと思う。即ち、医師は豊富な知識が医師たる所以であったのが、AIの導入によって豊富な知識が全く意味をなさなくなるからである。特に内科医にとっては死活問題である。投薬は薬剤師に、検査は検査技師に、注射は看護師に任せると、**内科医が必要でなくなる**。

昨今では、全国の大学医学部の定員を増やした結果、医師がどんどん増えている。しかし、研修制度の導入により、卒業生がやりたい診療科を自由に選択できるようになった。当然ながら、勤務が楽で収入の多い診療科を選ぶ人が多くなり、医師不足が叫ばれる外科系や産婦人科は医師が足りない状況に変化がない。AIの導入により、**内科医の需要が減少すると当然ながら外科医が増え、医師不足もある程度は解消**されるのではないかと思う。

10-10 日本語はすばらしい！

日本語は同じ音でもひらがな、かたかながあり、さらにたくさんの漢字を覚えなくてはならず、学習するだけで大変である。小学校の国語はまず漢字を覚えることから始まる。常用漢字だけで2、000字以上あり、漢字検定1級となると6、000字にも上る。さらに昨今はアルファベットも普通に日本語の文章に混じってくる。英語も最低限の学習をしなければ日本語が理解できない状況である。一方で英語は大文字小文字、各26種類を覚えればよいので圧倒的に学習しやすい。そこで漢字廃止論や戦後は日本語を廃止して英語を公用語にする暴論までとびだした。しかし、それほどの困難な学習を差し引いてもなお**日本語は世界一すばらしい**。文章や文字はそれを読む人がいるから書くのである。誰も読まない文章を書くことは滅多にな

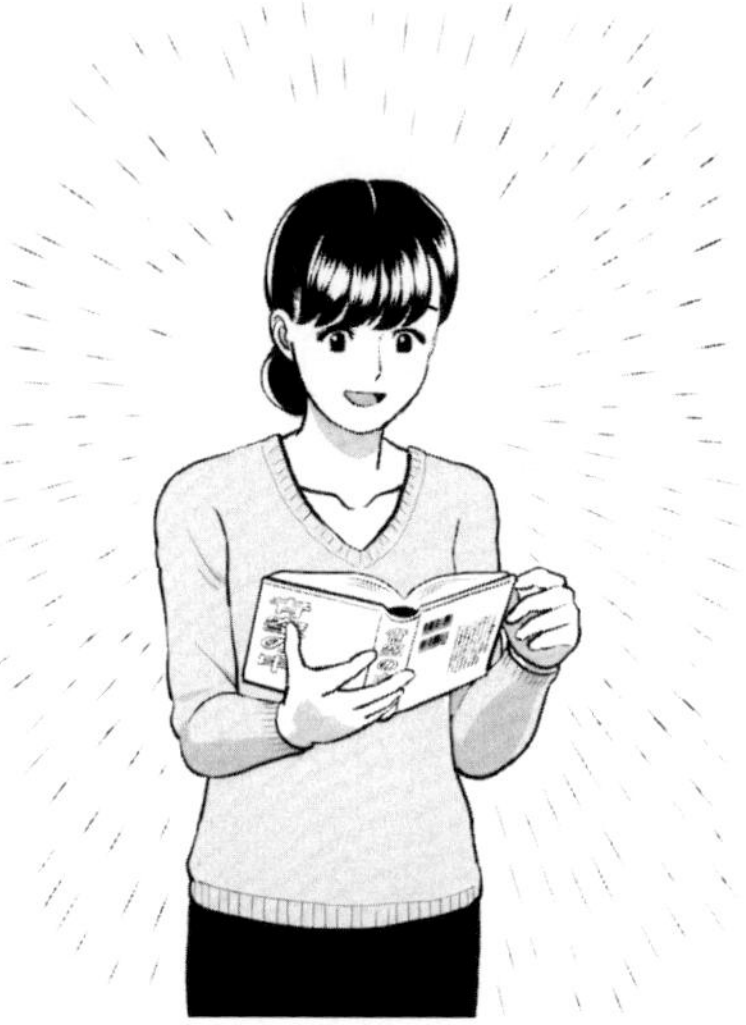

い。即ち、文章は**書く人よりも読む人の数が圧倒的に多い**ということである。日本語はいろいろな文字が合わさってできており、文章を一目しただけでどれが名詞か接続詞か外来語かを一瞬で理解することができる。てにをはを見れば文章の区切りが大体わかる。カタカナやアルファベットがあれば外来語であると予想がつく。予測がつけば心構えができるので読み間違いが少ない。このような言語は他に例を見ない。中国では漢字の簡略化が進んでいるが、簡略化するとどうしても似た文字が存在するのでしっかり見ないと読み間違う可能性がある。画数の多い漢字が含まれると読みやすい。唯一、手書きの時には画数が多いと時間がかかるハンデがあるが、ワープロやスマホの普及によってほとんど問題にならなくなった。

学術論文の世界公用語は英語であるが、単調なアルファベットの羅列を理解するには余分なエネルギーが必要である。昨今は国際化と言って学会発表も英語表記が求められている。たとえば、抄録を添えて学会発表を申し込むと、主催者はたくさんの抄録の篩い分けに追われる。**日本語であれば半ページくらいの抄録なら一目でだいたいの内容を理解することができる**が、英語ではしっかり文字を読まないと理解できない。従って、その篩い分けの作業だけでも大変である。さらにポスターで発表した時に参加者がそれを見にくるわけであるが、英語では近くでしっかり文字を見ないと内容を理解することは難しい。一方、日本語であれば遠くから見て、どの部分にキーワードがあるかがだいたいわかるので、少し近づいてその周辺の文字を見るだけで全体を理解することができる。繰り返しになるが、とにかく**理解のしやすさでは日本語の文章が世界一**である。

さらに、近年の日本の文化の進歩は著しい。学術、芸術、娯楽すべてにおいて日本のよさが注目されている。これらはすべて人から人へ伝えていかなくてはならない。その伝達に理解しやすい日本語の特色が貢献していることは言うまでもない。即ち、日本語の特色が学術、芸術、娯楽の進歩の大きな要因であるだろう。従って、**世界で公表される学術論文や学会発表をすべて日本語にすれば世の中の進歩は著しく早くなる**と確信する。しかし、恐らく世界の公用語は英語のままであるだろうから、今後ますます日本のリードは大きくなるであろう。

chapter 11
歯編

11-1

砂糖は万病のもとか？

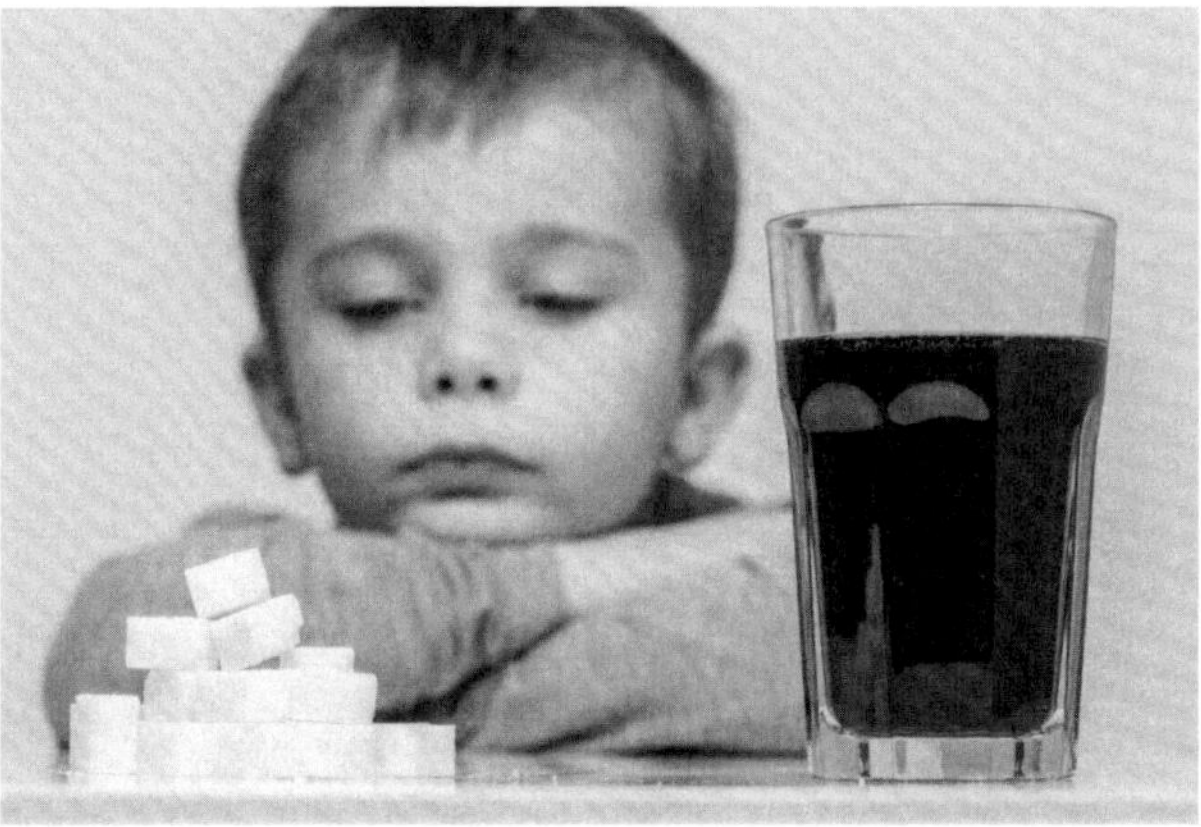

砂糖は万病のもとと言われる。確かに糖分の摂り過ぎは糖尿病になるリスクを高める。しかし、それはでんぷんやブドウ糖でも同じことである。しかるに砂糖だけが悪者扱いされるのは何故か？　砂糖は体内ですぐに分解されてブドウ糖と果糖になる。果糖も摂り過ぎなければ特に問題はない。つまり、**砂糖は人体に対して直接悪影響を与えるものではない**。では何故かというと、砂糖の摂り過ぎは著しく虫歯を増加させる。つまり、**砂糖は虫歯菌を増殖させる**。砂糖を与えられた虫歯菌は急速に成長し、増え続ける。この虫歯菌が毒素を放出し人体に対して深刻な影響を与えるのである。虫歯菌は親から感染するとよく言われるが、もともと虫歯菌を持たない人は砂糖を摂取しても問題ない。

11-2 歯磨きは1分間で十分？

歯磨きを丁寧にしようとするあまり、5分も10分もやっている人がいる。歯自体はブラシでこすり過ぎると磨り減ってくる。長く歯磨きをすると歯茎が鍛えられるとか丈夫になるという目的でやっている人が多いのであろう。確かに、経験的には、りんごをかじると歯茎から出血していたのが、歯茎に長くブラシを当てることによって出血しなくなる。理論的に考えると、歯自体は虫歯菌により侵食され、歯茎は歯周病菌でダメージを受ける。一言に**歯周病菌**と言っても、歯茎のあたりに残った食べカスを栄養源として増殖するばい菌であり、常温の食材には**さまざまな雑菌**が含まれており、唾液中で歯茎に接触しながら増殖する菌であればどんな菌でも歯周病菌になり得る。ばい菌のほとんどは多かれ少なかれ毒素を放出するので、歯茎がダメージを受け、白血球とばい菌の戦いが始り、炎症を呼ばれる症状が発生する。歯茎を長時間こすって刺激を与えると白血球がやって来てばい菌を攻撃しやすい環境を作る。これが歯茎を歯ブラシでこする**間接的効果**である。

しかし、考えてみると歯周病菌の栄養源は食べカスである。これを除いてやれば歯槽膿漏にはならない。通常の歯磨きでは歯と歯茎の隙間にある食べカスを取り除くことはできない。それはいくら長時間歯磨きをしても無駄である。上記のように、長時間の歯茎のブラッシングは間接的には多少の効果はある。ではどうするか？　私が勧めたいのは**歯間ブラシ**である。特に中高年の人は年齢とともに歯茎がやせ細って、歯と歯茎の間に隙間ができやすい。歯間ブラシがなければ**爪楊枝でもよい。**中高年の人が食後に爪楊枝を使っている光景をよく見かけるであろう。コンビニの割り箸にも必ず爪楊枝が付いている。虫歯菌は砂糖入りのべとべとした食べ物を食べなければそれほど心配することはない。歯茎に食べカスが残ると必ずそこに雑菌が増殖する。つまり、爪楊枝は正しく理にかなっており、食後に**食べカスを取り除くだけで大部分の歯周病は予防できる。**歯と歯茎の間の隙間は大小あるので、いくつかの大きさの歯間ブラシを用意して、使い分けるのが理想である。

つまり、虫歯菌の除去のためには**歯ブラシを1分もかければ十分であり、その後に丁寧に歯間ブラシをかけるのがよい。**次の11－3で説明するように、歯磨き粉が歯の隙間に残るとかえってばい菌の栄養源になったり、歯茎の細胞に直接ダメージを与えることがある。歯磨き後はよくすすぐのはもちろんであるが、歯間ブラシをかけると残った歯磨き粉も取り除けるので理想的である。

私自身は歯並びが悪いので、小さい頃から歯医者さん通いを絶やしたことがない。1箇所治療しているうちに別の歯が悪くなるという状態であった。それがある時に歯医者さんに歯間ブラシを勧めら

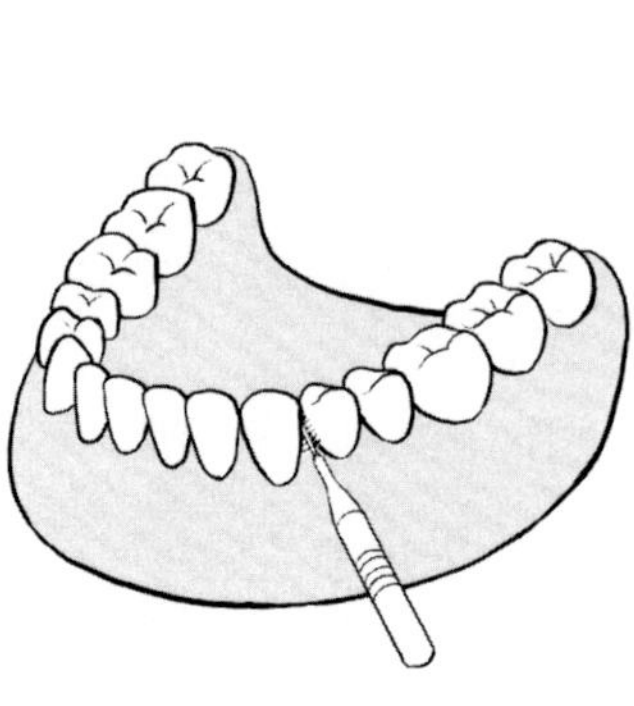

れて使い始めると、それ以降、ほとんど歯科医院に行くことはなくなった。たまに歯科医院に行くことがあっても、昔詰めたものがとれたとか、歯垢を取るとかで、歯が痛くなることは全くなくなった。歯医者さんにすれば商売上がったりである。良心的な歯医者さんは歯間ブラシを勧めるであろう。

11-3

歯磨きの新常識は本当か？

最近マスコミ等では、歯ブラシは水で濡らさないで歯磨き粉だけを付けて磨く、とか、すすぎは1、2回で十分だ、という新常識が話題になっている。しかしこれらは生化学的には間違っている！　先ず、歯ブラシは使用後に洗っても微量の歯磨き粉や食べカスが付着している。使用後に乾かしてもすぐには乾かないので、水分のあるうちにたくさんの雑菌が繁殖する。油理論で説明したように、歯磨き粉のような洗剤自体も雑菌にとっては栄養源となり得る。その歯ブラシを少し水ですすぐだけでほとんどの雑菌は除かれるが、水に濡らさないと雑菌のすべてが口の中に入ることになる。これでは歯磨きの意味がない。

次に、歯磨き後に**よくすすがないと、口の中に残った歯磨き粉自体が雑菌の栄養源となり、雑菌の増殖を加速させる。**よくすすぐとフッ素成分が薄くなると言われているが、歯医者さんで高濃度のフッ素を直接歯に塗るのは効果があるとしても、歯磨き後に口の中に微量に残るフッ素など、ほどんど効果はない。さらに歯磨き粉のような洗剤に細胞が長く接触していると膜が壊れて穴があく。口の中に歯磨き粉を残すのは口の粘膜細胞を破壊し、表皮の荒れや感染症の原因となる。

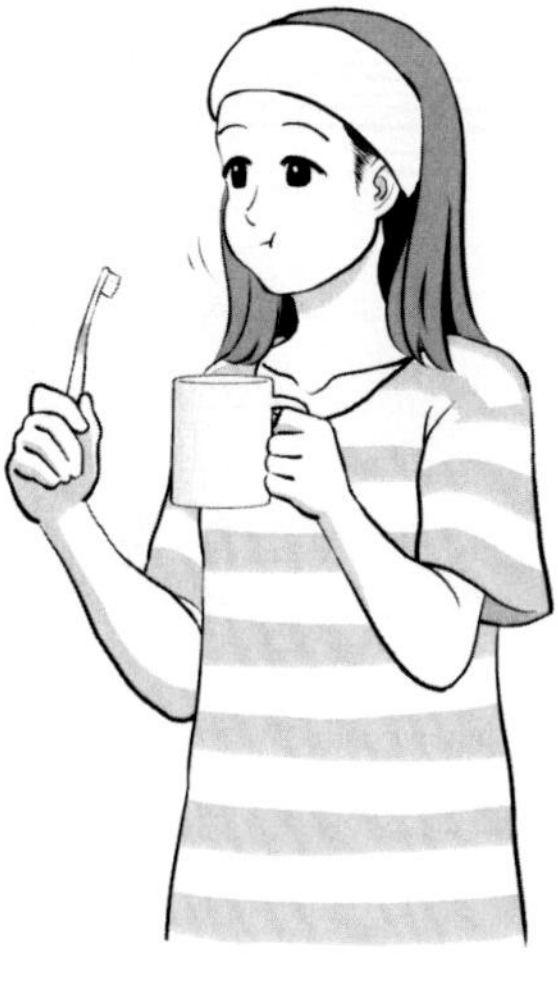

11-4

お年寄りの口が臭いのは何故か？

老人になると口臭がきつくなる傾向がみられる。よく歯磨きしてもなかなか口臭が取れない。それは単純に食べカスが歯の間に残って腐ってゆくからである。老齢になると徐々に歯茎が委縮して歯と歯茎の間にすき間ができる。ここに食べカスが残るとなかなか歯磨きでは除去できない。特に、一番奥の歯を治療して金銀パラジウム合金などで被せてあったりすると、その奥の食べカスはまず歯磨きでは摂れない。それを除去するためには歯間ブラシが必須である。大小の**歯間ブラシを使い分けてよく食べカスを取り除くことが必要**である。昔から使っている爪楊枝はある意味最適である。これは老人に限らず、歯と歯の間に隙間のある若者にも言えることである。

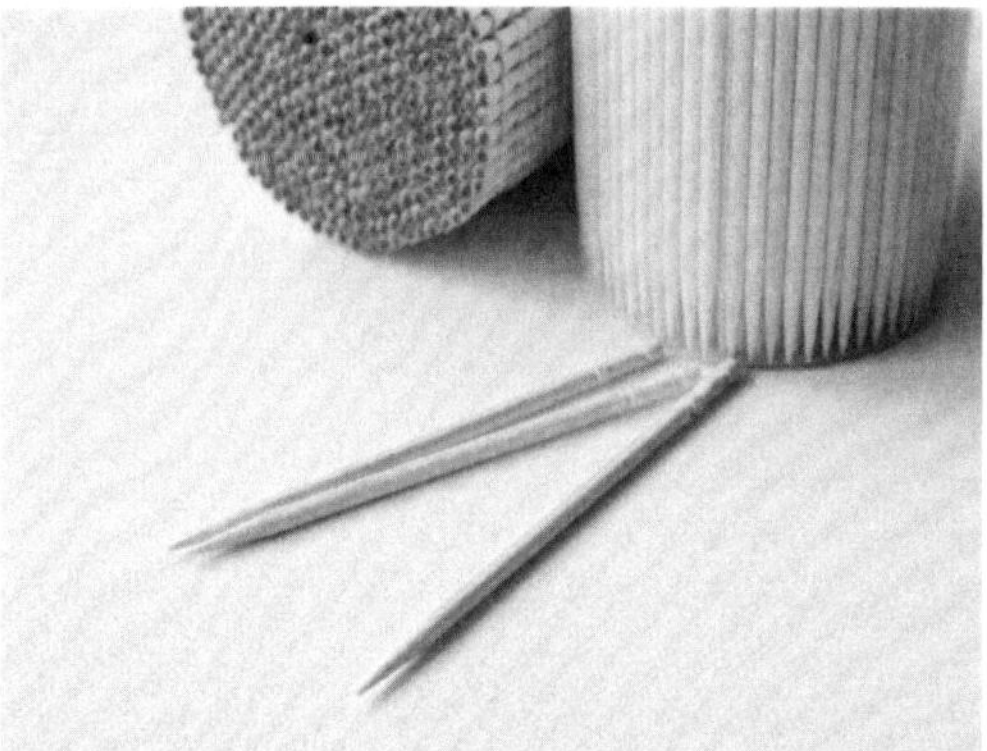

chapter 12 ドーパミン編

2001年に衝撃的な論文が発表された。それは、**ドーパミンは腫瘍における血管新生を阻害する**（Basu et al., Nature Medicine 7: 569-574, 2001）という発見である。**ドーパミンは神経伝達物質の一つで、別名快楽ホルモン**とも呼ばれ、ヒトが快感を得る時には脳からドーパミンが放出されている。ゲームでクリアして嬉しく感じた時にはドーパミンが放出されている。麻薬は強制的にドーパミンを放出させるので一時的に快感が得られるのである。それまではドーパミンは脳神経細胞にだけ作用するものと考えられていた。それがこの論文ではドーパミンが血管内皮細胞にも作用して新しく血管が伸びるのを阻害すると報告された。

では血管新生と腫瘍／癌との関係は何か？　癌は細胞が無限に増殖して止まらないという異常な状態である。癌がそれだけ成長するためには多くの栄養が必要であり、そのために癌細胞は自分の近くに血管が伸びてくるようにホルモン様物質を放出する。もし血管が伸びてこなければ癌細胞は栄養不足に陥り死滅してゆく。従って近年ではこの血管新生の阻害剤で癌を治療しようとする試みもなされている。いわゆる癌の兵糧攻めである。癌患者さんにとっては、お笑い番組などを見ていつも笑っていればドーパミンが放出されて新しい血管が作られないので癌の成長が抑制される可能性がある。

即ち、

笑って過ごす

↓

ドーパミンがよく分泌される

↓

新しい血管が作られなくなる

↓

癌細胞の増殖や癌組織の増大が抑えられる

ということである。

12-1 高橋尚子選手はなぜマラソンが得意か？

ドーパミン理論を拡大解釈すると以下のような可能性が考えられる。基本となるのは「ヒトは楽しく過ごしている時はドーパミンが放出され、血管新生が抑制される」ということである。苦しい練習を続けるとドーパミンが放出されず、新しい血管が増えて、その結果、筋肉も増強する。マラソンの場合を考えてみよう。マラソンはエネルギーの損失をできるだけ抑えて走り続けなくてはならない。そのためには無駄な血管は致命傷である。しかしハードな練習で自然に筋肉がつき、それをサポートするために血管も新たに作り出されてくる。高橋尚子選手を見ていると練習の時からいつも楽しそうであった。恐らく体は相当苦しいとは思われるが、高橋選手はそれを楽しんでいるように見える。そうすると彼女の体内では**いつもドーパミンが分泌され、その結果、無駄な血管の新生が抑えられている**と推定

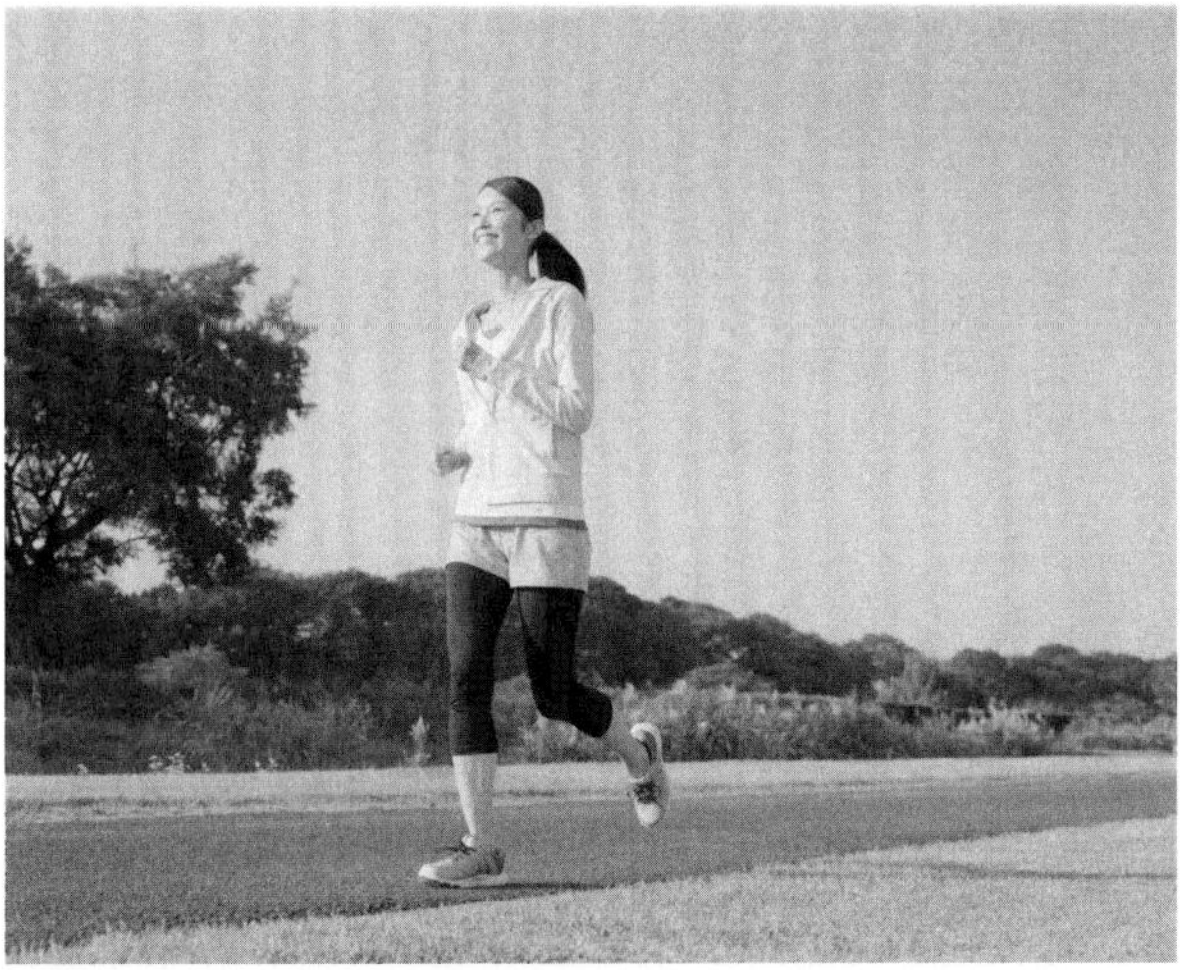

される。それで省エネ走法で完走できるのではないだろうか。アジア大会でのぶっちぎりの優勝は衝撃的であった。シドニーオリンピックもそうであるが、そのような猛暑の過酷な条件の時に特に省エネ走法が有効である。ゴールインした直後のインタビューでも何事もなかったかのように平然と応える姿はいかに省エネ走法が彼女に合っていたかを物語る。

しかしマラソンはその後スピード時代に突入していった。野口みずき選手に代表されるスピードとパワーで押し切る走法である。高橋選手もそのようなスピードアップの練習に切り替えていった結果、練習も楽しんでできなくなり、ドーパミンの分泌が減り、筋肉がつき、血管が新生されてしまった。以降、記録も伸びず、アテネオリンピックの代表権も逃すこととなった。もし彼女が従来の楽しく走る練習を続け、夏の過酷な条件のマラソンのみに出場していれば長くトップの座を維持できたと私は思う。名古屋ウィメンズマラソン2017で2時間21分36秒で2位に入った安藤友香選手も高橋選手のように楽しんで練習していたのではないかと思う。

このことは2015~2017年と連続して箱根駅伝を制した**青山学院大学にも共通する**ことである。青山学院大学が急に強くなったのは原晋監督の手腕によるところが大であるが、特に選手を怒らず、いろいろ工夫しながら楽しませながら練習させているということである。これによりドーパミンが分泌され、新たな血管が作られることなく、長距離走に適した省エネ走法が達成できたと考えられる。

12-2 高校球児は何故監督にどなられながら練習するのか？

前述のドーパミンが血管新生を抑え、筋肉増強を抑制するという理論は他のスポーツにもあてはまる。たとえば高校野球の練習では野球部員は監督にどなられながら練習している（もちろん例外もあるが）。その時の球児は苦しさのみでとても楽しいどころではない。そのような状態では**ドーパミンが分泌されず、結果として新しい血管がどんどん作られ、筋肉が増えてゆく**。野球をはじめ、ほとんどのスポーツでは練習の過程で試合に対応できるように体を作り変えてゆく（**肉体改造**）。その時には血管新生は必要不可欠である。よく「へらへら笑いながら練習するな！」と監督に叱られるのはこのことである。ドーパミンが分泌されるように楽しんで練習していては肉体改造はできない。

では他の競技ではどうか？　バレーボール、バドミントン、卓球、重量挙げのような競技は筋肉と神経を増やさなくてはならないので、叱られながら練習するのがよい。一方、駅伝や競歩などの持久力を必要とする競技においては、チームの監督は選手を叱ってはいけない。

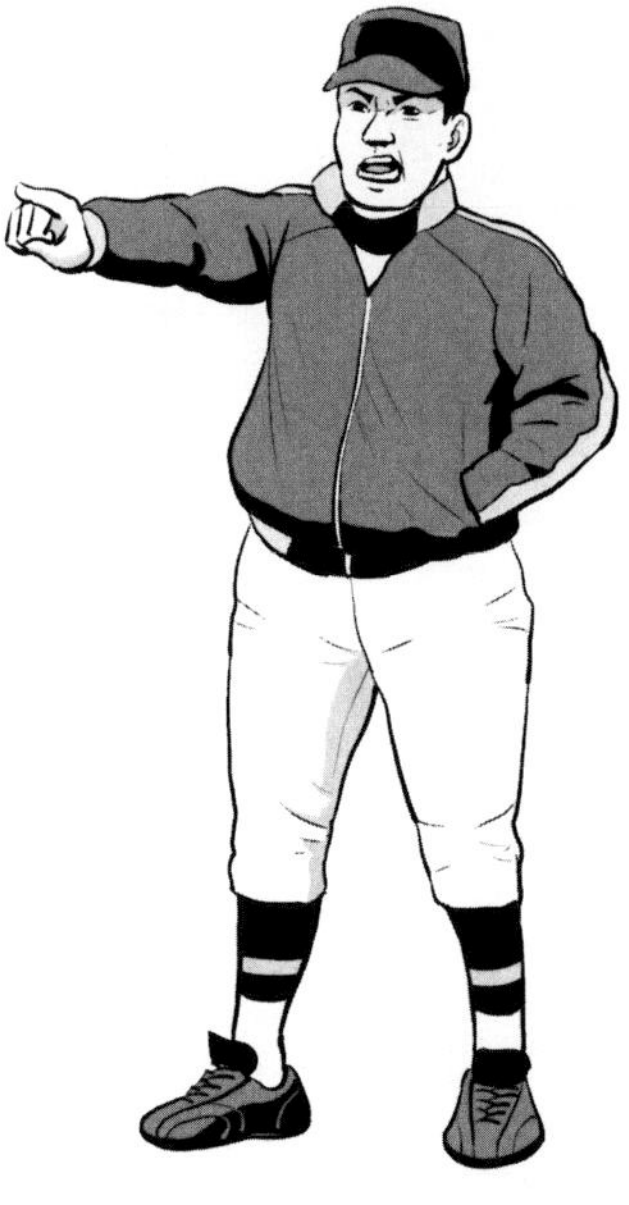

12-3
星野監督は何故北京オリンピックで失敗し、東北楽天ゴールデンイーグルスで成功したか？

星野仙一氏は中日ドラゴンズ、阪神タイガースの監督を歴任し、優勝請負人としてその手腕を高く評価されている。星野氏の中日、阪神監督時代は厳しい指導法が有名である。しかしながら、2008年の北京オリンピック代表チームの選手は各チームから選ばれ、プロ野球選手として実績も経験もある人ばかりであったので、恐らくは星野氏も**選手に遠慮があった**のではないかと思われる。試合中も映像で見る限り、どなったり、物を蹴とばしたりすることはなかった（中日、阪神の監督時代はしょっちゅう見られた光景である）。練習の時から選手は一生懸命やっているつもりでも、**ドーパミンを分泌して楽しく練習しているようでは世界一にはなれない**。しかし、楽天の監督に就任した時は、恐怖采配を再開し、遠慮なく手腕が発揮できるものと期待していたら、予想通り優勝した。

2017年のWBCでは侍ジャパンは惜しくも優勝を逃した

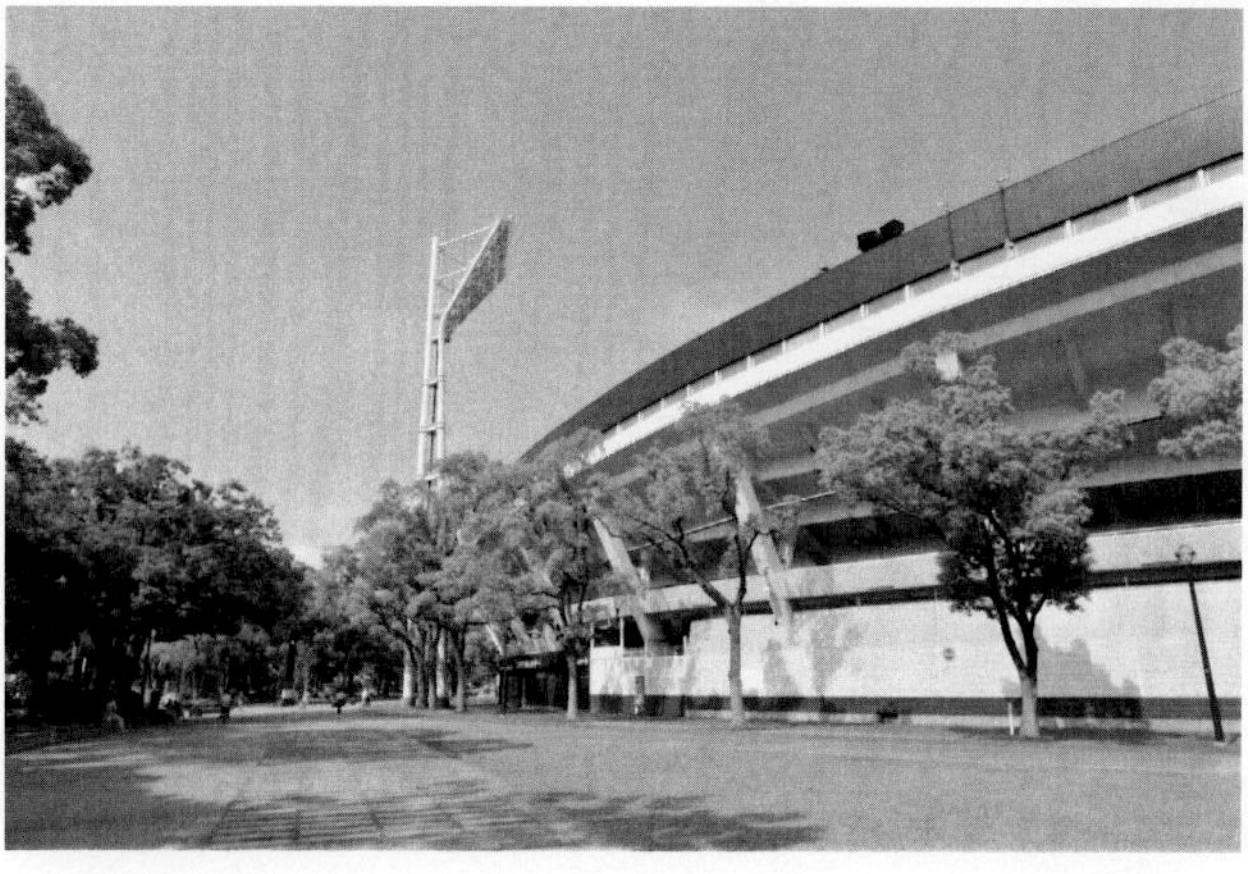

が、その小久保監督はどうであろうか？　何よりも勝利インタビューで嬉しそうにしないのがいい。その雰囲気は選手に伝わる。筒香選手はホームランを打ってもにこりともしないのがすばらしい。以前の話であるが、野茂英雄選手は大リーグでノーヒットノーランを達成しても少しも喜んでないようであった。野球選手は喜んでいるようではドーパミンが分泌されて、さらなる進歩は期待できない。一方で、今回の侍ジャパンでは、松田宣浩選手はムードメーカーとして率先して喜びの感情を表に出している。それでも大活躍しているのは実はとんでもない才能の持ち主かもしれない。

12-4 勝負に勝っても喜ばないのは何故か？

勝負に勝っても喜ばないと競技言えば、大相撲がそうであろう。学生相撲の大会では勝った人がガッツポーズをして喜ぶ風景はよく見かけるが、プロの大相撲の大会では勝った力士が喜ぶ姿を見ることはない。親方から、負けた相手のことを慮って喜ぶな、ガッツポーズは不謹慎だと常日頃から指導されるので、そうやっているのだろうが、実は意味がある。前述のドーパミン理論に基づけば、勝って喜びを表現した瞬間に**ドーパミンが分泌され、血管の伸長が抑えられ、筋肉は増強しなくなり、それ以上の上達が見られなくなる。**常に上を目指さなくてはならないプロの力士にとっては致命的となる。

もう一つ勝って喜ばない競技と言えば、囲碁将棋がある。勝って喜ぶのは子どもくらいで、アマチュアの棋士でも喜ぶ人は少ない。これは筋肉増強はほぼ関係ないのに何

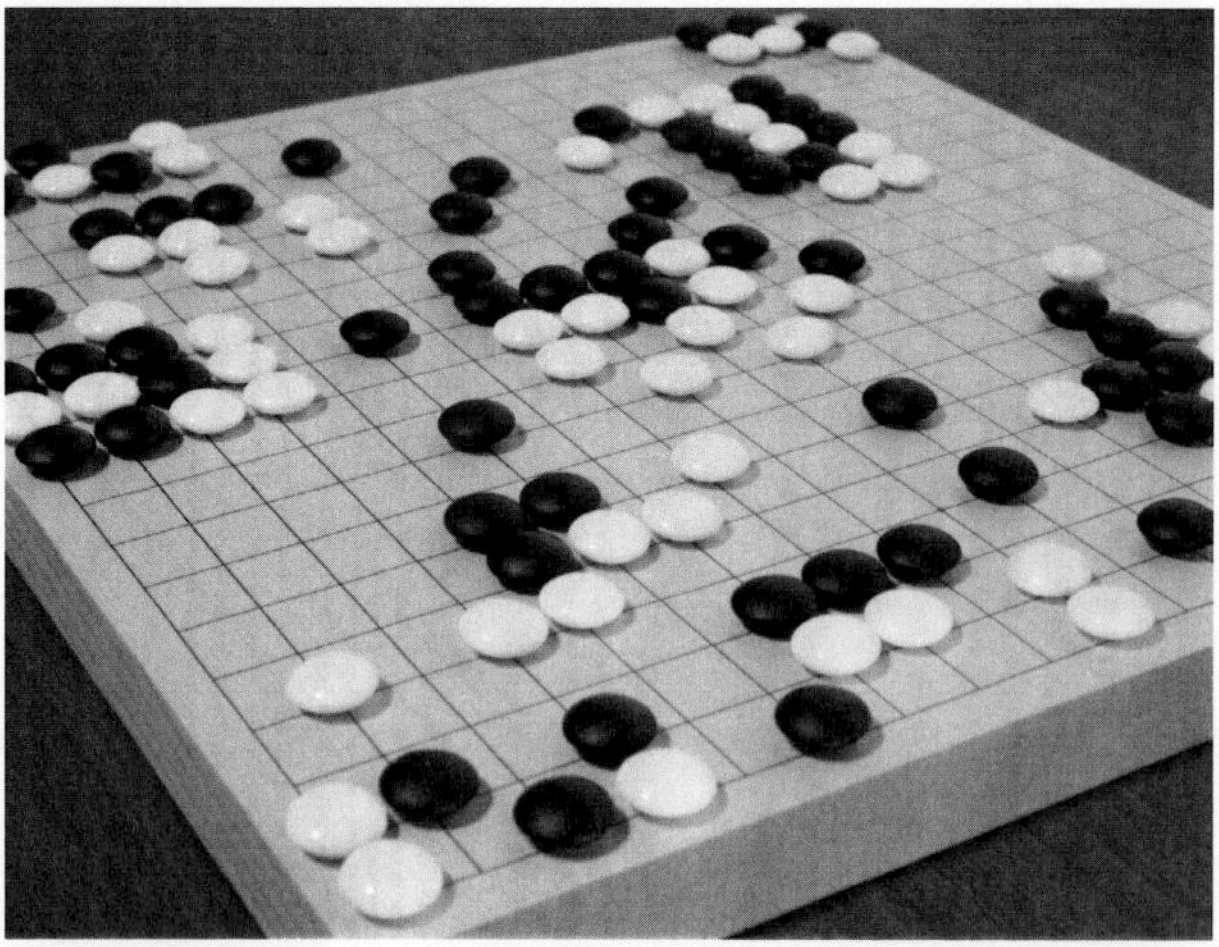

故か？　実は脳は基礎代謝の2割くらいのエネルギーを常に消費している。それが囲碁将棋のような頭脳ゲームになるとなおさら増える。プロの棋士の多くは痩せているのはこのためであろう。つまり、脳に栄養や酸素を運ぶためにはたくさんの血管が必要であり、この血管の増強にドーパミンの分泌（喜びの表現）は禁忌である。囲碁将棋の長い歴史の中で、**上達するには勝っても喜ばないことが有益である**ことがわかり、いつの間にか習慣となったのであろう。

chapter 13
食物繊維とコレステロール編

13-1 ダンボール肉まんは本当に食べられないのか？

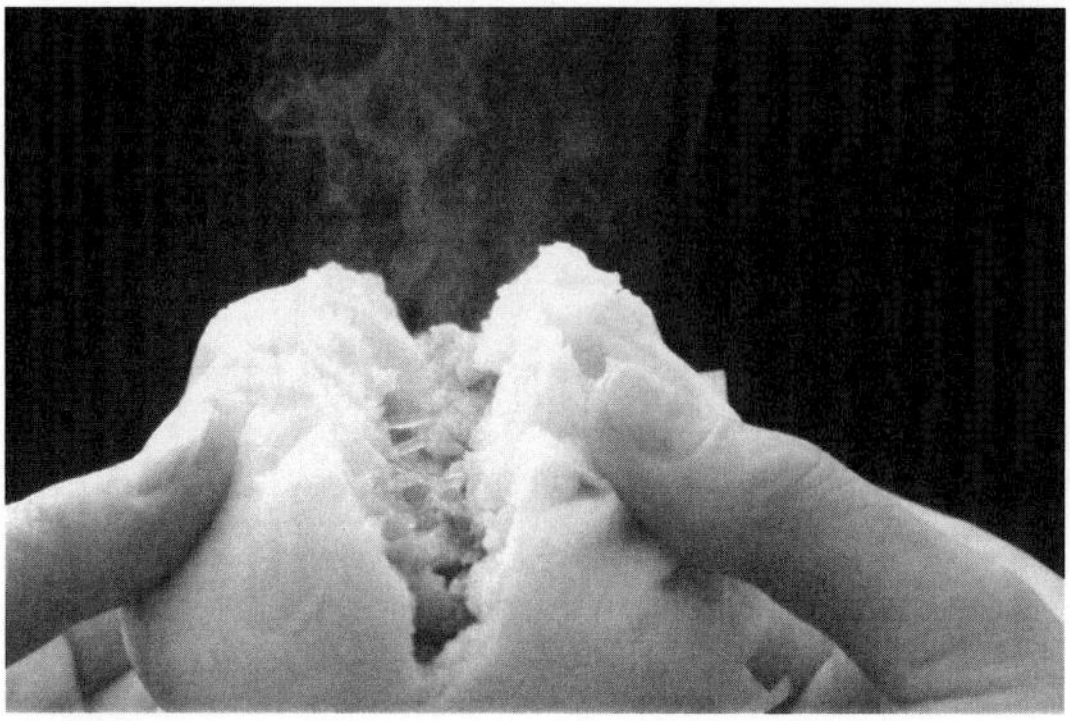

以前に中国ではダンボール肉まんが売られているというニュースが流れた。これはどうもガセだったらしいが、ダンボール肉まんは本当に食べられないのか？　人間は植物に多量に含まれるセルロースを分解することができないので、食べたセルロースはそのまま消化されないで便として排出される。草食動物でも分解酵素があるわけではなく、盲腸が大きく、そこに存在するバクテリアによってセルロースを分解して吸収する。このセルロースが食物繊維の実体である。**食物繊維**を摂取すると消化されないので便のかさ（量）を増やして、排便を促進するので健康によいとされている。ではダンボールはと言うと通常は植物でできているのでその主成分はセルロースである。つまり**ダンボール肉まんでも生野菜でも同じようなもの**である。ダンボールでは栄養素が少ないとか、合成の際に使われる添加物とかの影響で多少の健康被害があるかもしれないが、食べても恐らくは病気にはならないであろう。

13-2

炭酸飲料は食物繊維と同じ？

上記のように、食物繊維の効果は腸において単に便のかさを増やすことである。同時に胃では満腹感を与える効果もある。アメリカ人は炭酸飲料をよく飲むが、炭酸を飲むと体内で炭酸が発生し、胃が膨らんで満腹感を与える。発生した炭酸ガスは腸でも容易には吸収されず、多くはオナラとなって出てゆく。つまり、**炭酸飲料は食物繊維と同じような効果**があるわけである。違うのは、炭酸は同時に食べた食物繊維より流動性が高いので早く排出されることである。常時、炭酸飲料を飲んでいると胃腸が膨らんだ状態に慣れてしまい、炭酸を飲まない時にはその分、食物をたくさん食べないと満足しなくなるので、肥満に向かう傾向がある。

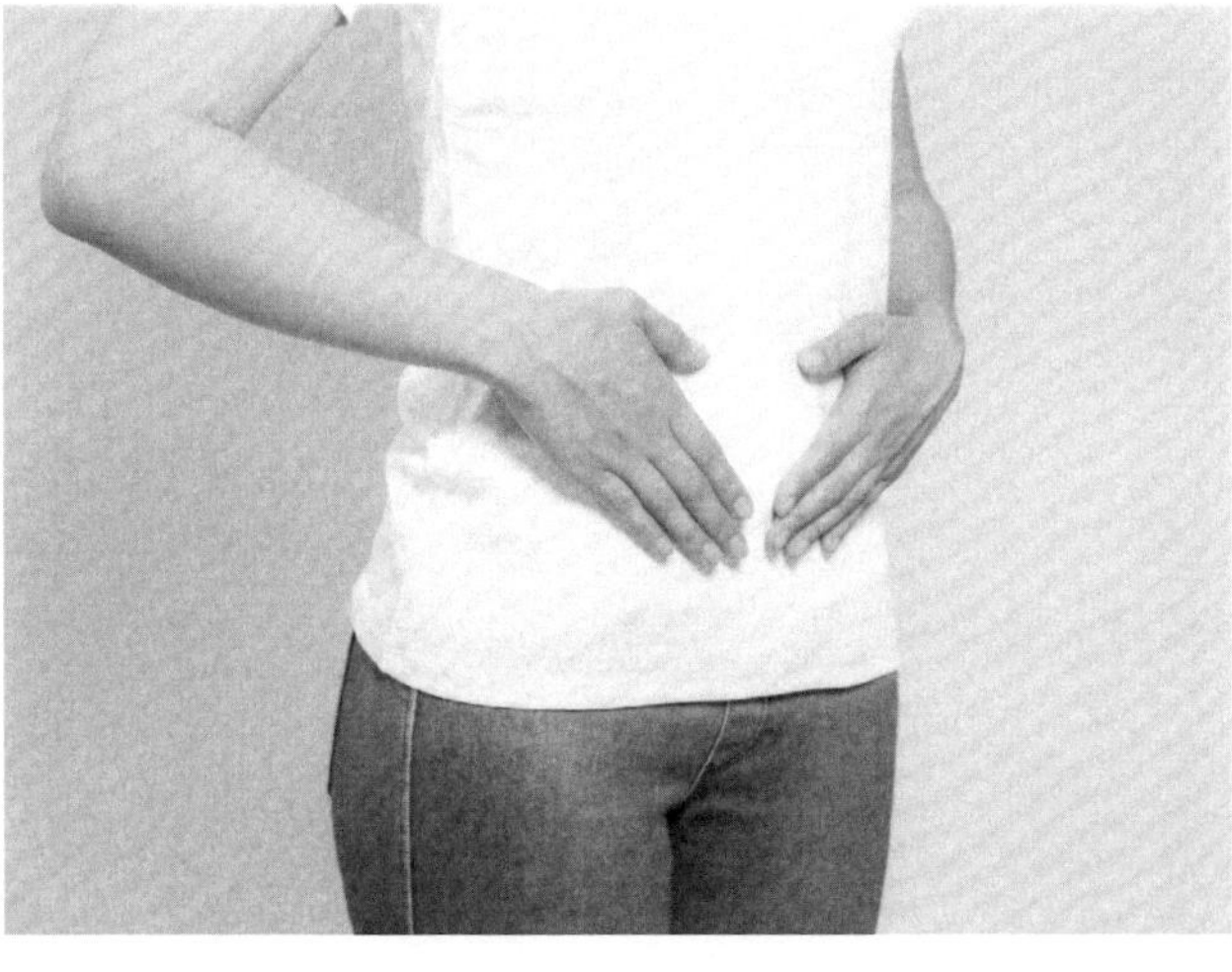

13-3 コレステロールは悪者か？

コレステロールと言うとメタボの象徴のように思われ、高コレステロース食品は徹底して嫌われる傾向がある。血液中には善玉コレステロール（ＨＤＬ）と悪玉コレステロール（ＬＤＬ）があり、善玉コレステロールは組織の脂肪を肝臓に運んで代謝するので善玉と呼ばれている。しかし血中の総コレステロール値は動脈硬化の発生と相関するので、健康診断においてもただ総コレステロール値が高いだけで要注意の診断を受けてしまう。果たしてそうなのであろうか？

ここでコレステロールの役割について振り返ってみよう。コレステロールは図のようにステロイド構造を持ち、成人の体内に約１００g含まれ、女性ホルモンであるエストロゲン、男性ホルモンであるテストステロンやアンドロゲン、その他、糖質コルチコイドなどのホルモンの原料になったり、胆汁酸の原料になり、**必要不可欠**のものである。私が特に注目するのはコレステロールは細胞膜に存在してその柔軟性を高めるという働きである。膜の構造は図で説明してあるように脂質の二重膜である。二重膜の内側は脂質の疎水性の尾部で埋められているが、時にすき間ができたり、タンパク質のような親水性の物質が入り込んだりして構造は極めて不安定である。**コレステロールはある時は小さな疎水性の物質として、またある時は親水性の物質と会合して、そのすき間を埋めているので膜の柔軟性が高まる**のである。

図　コレステロールの構造

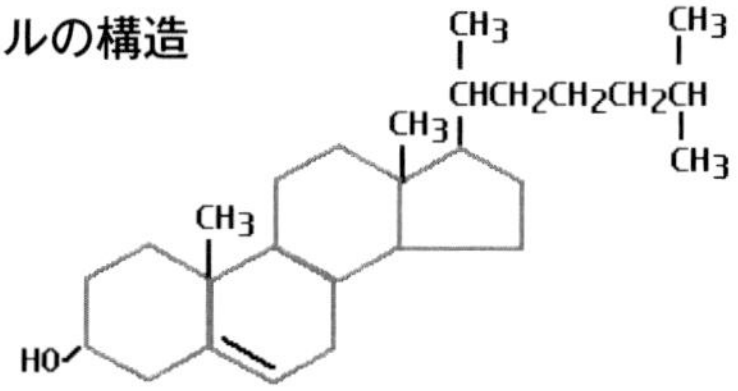

図　膜の構造

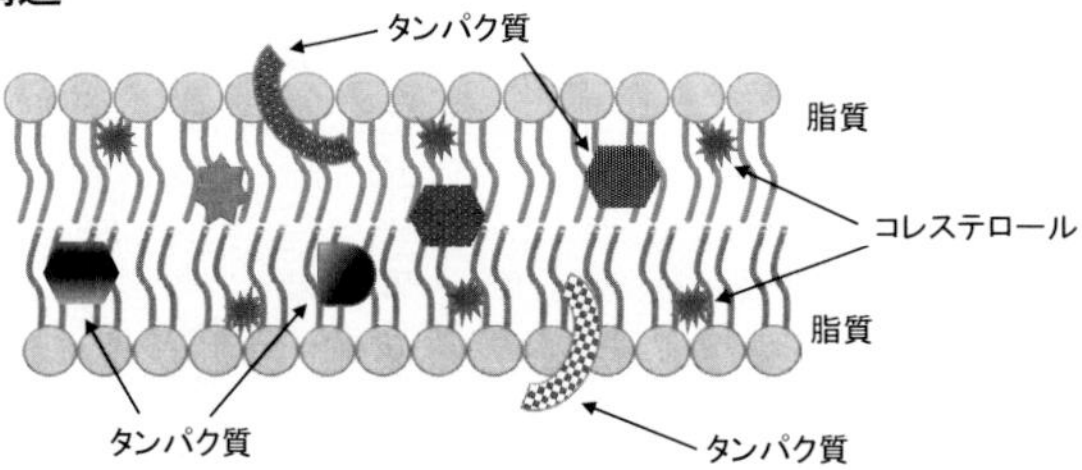

この膜の柔軟性というのは極めて重要である。たとえば誰でも唇の両端がひび割れて痛んだ経験があると思うが、その時に高コレステロールの卵をたくさん食べるとすぐに治る。前述のように膜は外界とのバリアーであり、それが機能不全になることは重大である。細胞内のタンパク質が外に漏れ出すと自己免疫疾患の原因にもなる。現代人にアレルギーが多いのはこのコレステロール不足が原因の一つではないかと私は考える。

２０１０年９月に日本脂質栄養学会から衝撃的な研究報告がなされた。従来、血中コレステロール値が高いのは動脈硬化の兆候であり、脳梗塞や心筋梗塞のリスクファクターとして確定していたが、全死亡率で計算すると、コレステロール値の高い群と低い群で差が見られなかったというものである。つまり、高コレステロール値は脳梗塞や心筋梗塞の死亡率と相関するが、逆に他の病気で死亡する確率は低いということになる。それまで医師に勧められて一生懸命コレステロール値を下げようと頑張っていたのは一体何のためだということになる。しかしこれも上記のようなコレステロールの働きを考えるとある意味当然と言える。つまり、コレステロールは細胞膜のすき間を埋めることで膜の柔軟性を高めるので、低コレステロール値は膜が弱くなり、その結果、感染症や自己免疫疾患に罹患する確率が高くなる。

これに対して、日本動脈硬化学会はすぐさま反論し、上記の疫学調査の結果の解釈は間違っており、従来通り、コレステロール値を下げることが脳梗塞や心筋梗塞の予防に有効であることは科学的に立証されたほぼ完全な事実であると反論した。

その影響かどうか不明であるが、厚生労働省は2015年、**日本人の食事摂取基準からコレステロールの上限値を撤廃した**。それまでは成人一人あたり1日のコレステロール摂取上限は300mgと定められていた。これは卵1個半分に相当するので、2014年までは卵は2個以上食べないようにと指導されていた。

13-4

悪玉コレステロールの元凶は脂肪？

悪玉（ＬＤＬ）コレステロールは図のように脂肪とタンパク質とコレステロールの大きな複合体である。この脂肪が動脈硬化に悪影響を与えることは間違いないが、コレステロールの役割は上記のように見解が分かれている。血液検査で、ＬＤＬの複合体の量を測定する時に、その脂肪の量を測定できれば問題ないのであるが、それが面倒なので便宜上**やむを得ずその複合体に一定の割合で含まれるコレステロールの量を測っている**のである。そのためにＬＤＬコレステロールという値が表示されている。この表示が誤解を有無原因ではないかと思われる。検査する側にとっては「ＬＤＬコレステロール値」という

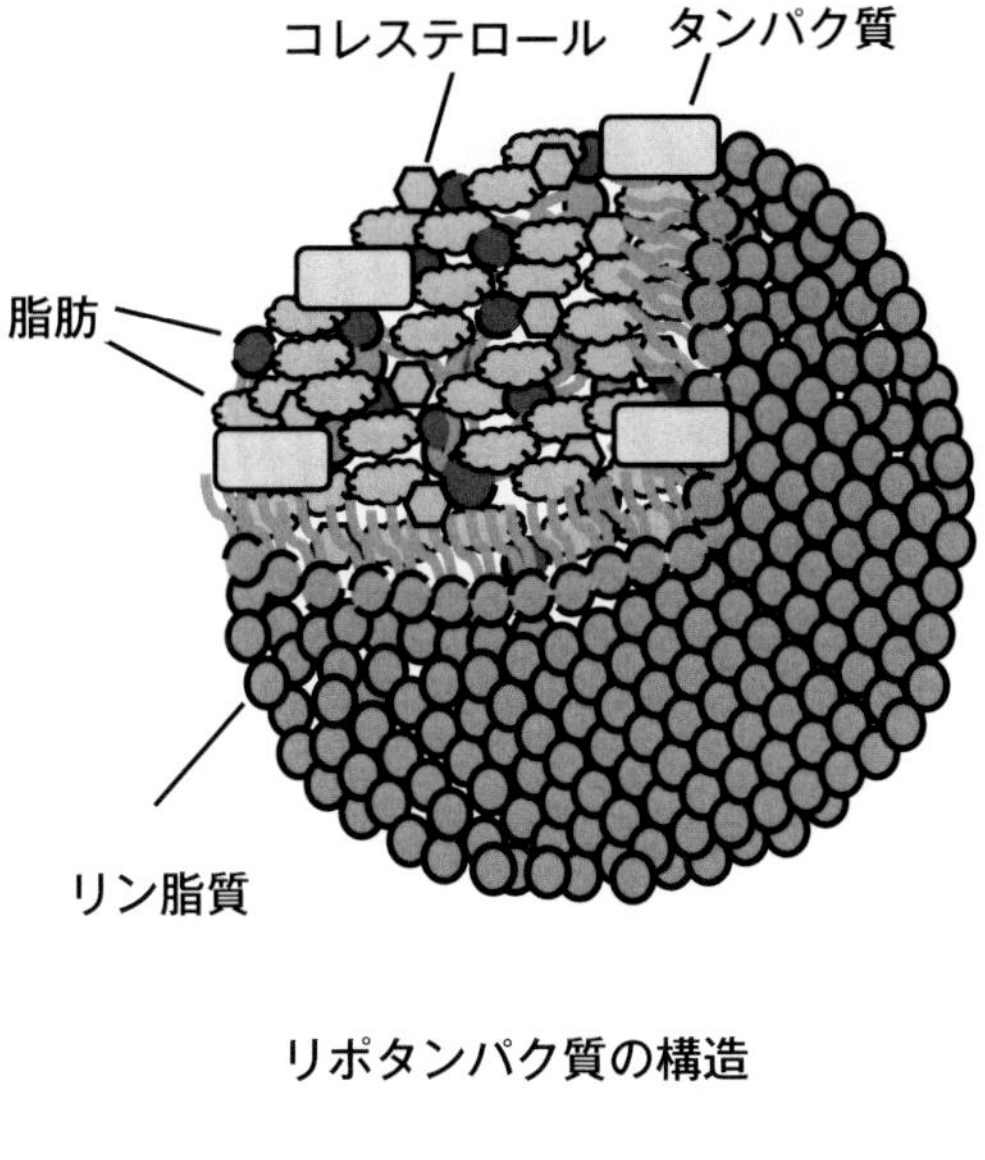

リポタンパク質の構造

結果は正直である。一方、受け取る側（一部の専門家も含めて）にとってはコレステロール値が高いと危ないという理解になる。LDLというのは何のことかわからないからである。その結果、世の中から大々的なコレステロール回避のキャンペーンが繰り広げられ、コレステロールを多く含む食材は消えつつある。今や**日本人は慢性的なコレステロール不足**に陥っている。

私は誤解を生じないように、このLDLコレステロールを「悪玉コレステロール」と呼ばずに「**悪玉脂肪**」と、また、HDLコレステロールを「善玉コレステロール」と呼ばずに「**善玉脂肪**」と呼ぶべきであると主張する。

13-5 草食系男子の増加はコレステロールの減少？

近年、「草食系男子」と呼ばれる男性が増加している。これは前述のように、コレステロールが徹底して嫌われた結果、コレステロールの摂取不足になり、コレステロールから合成される**男性ホルモンの低下**に陥り、男性が女性化して草食系男子になるのではないかと思われる。

逆に、男性化している女性もよく見かける。これもコレステロール摂取不足による女性ホルモンの低下による可能性がある。近年問題になっている日本の**少子化はコレステロール不足が大きな要因**ではないかと私は思う。女性ホルモンが動脈硬化を防ぐ効果があるというのは定説であるので、原料となるコレステロールを十分に摂取することは必要である。

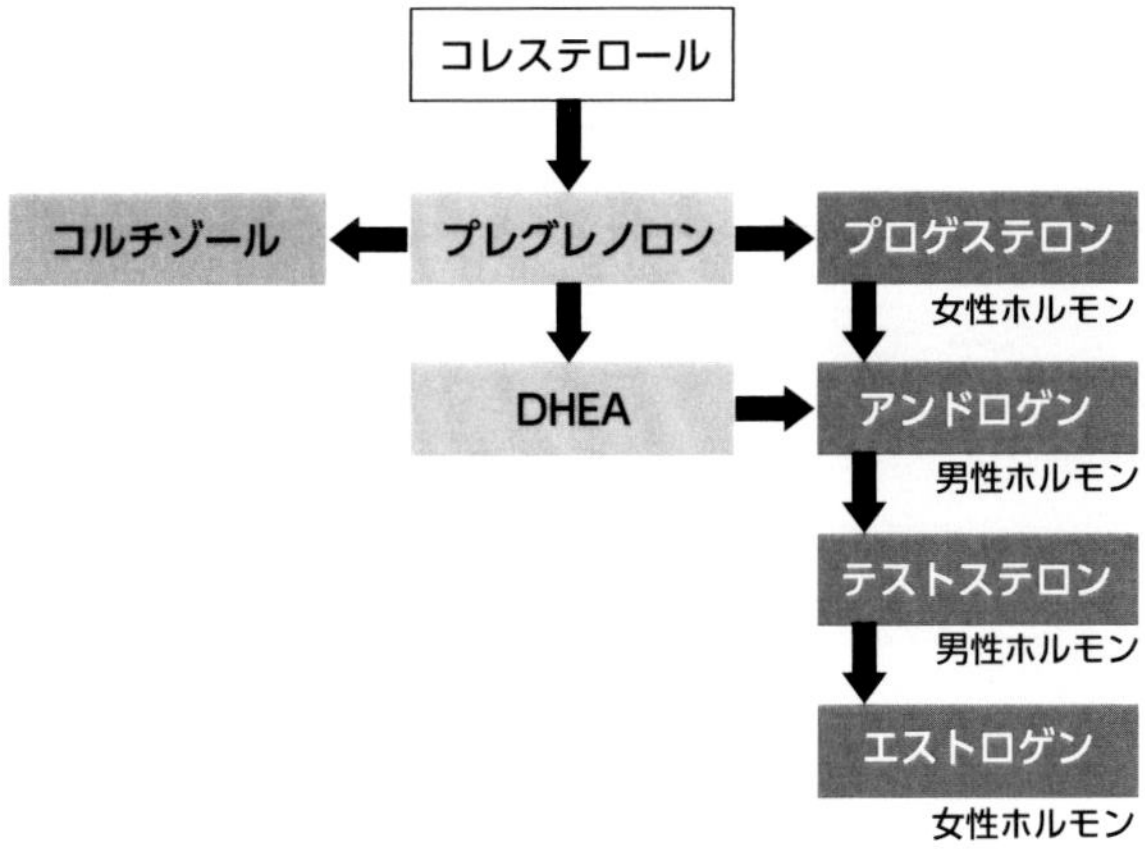

コレステロールの代謝。プロゲステロンとエストロゲンは女性ホルモン、アンドロゲンとテストステロンは男性ホルモン。いずれもコレステロールが原料となる。

chapter 14
雑談編

14-1 ばい菌の敵はばい菌

抗生物質の多くはバクテリアから取れる。バクテリアの増殖を阻害する抗生物質が何故バクテリアから取れるかと言うと、同じバクテリアでも種類／系統が異なるバクテリアを排除して、自分たちが生き残るためである。ＤＮＡを切断する制限酵素にはさまざまなものがあり、バクテリアで発現するが、自分たちにはその制限酵素に対する耐性があるのに対し、別の種類のバクテリアのＤＮＡは切断されて増殖が阻害される。このように、一つの閉鎖された環境において生き残るバクテリアは最終的には1種類になる。

同じことが雑草においても、言える。最初はいろいろな雑草が生えていても、一つの種類を除いて他の雑草を間引いてやると、やがて、他の雑草を完全に取り除いたわけではないのに、一つの雑草が一面に広がってゆく。このように、**生物の最大の天敵は同種のもの**である。過去にも現在も世界中で人間どうしが争っているが、これはある意味、すべての生物に組み込まれたプログラムと言える。それを、人間は知恵をもってルールを作り、共存共栄を図っているのだが、未だにルールを無視する人がいるので争いが耐えない。

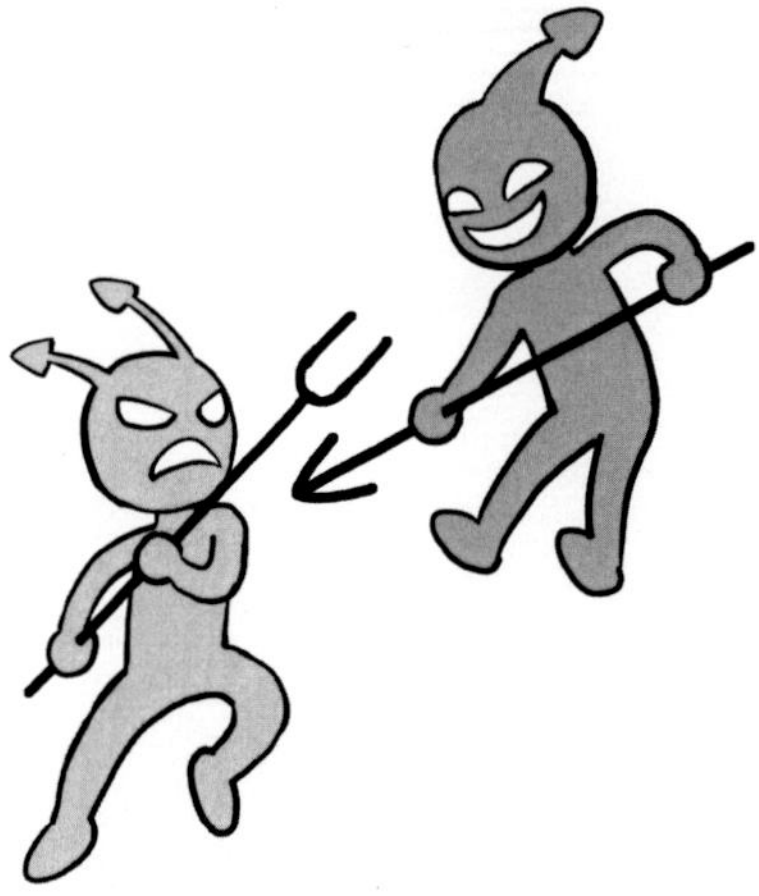

14-2 感染はぶり返す

人間は生きている間にさまざまなバクテリアやウイルスに感染する。風邪の原因となるバクテリアは、もともと本人が育った家庭で家族全員が感染した病歴を持ち、抵抗力（抗体）も持っている。一度感染すると、**治ったと思っても、原因となるバクテリアの一部は必ず体のどこかに潜んでいる。**それが、体が冷えたり過度に疲れると抵抗力が低下するために潜んでいたバクテリアが増え始める。これが風邪である。医学用語で日和見感染という。従って、通常の体力を持つ家族には感染しない。他の家族には感染する可能性があるが、大人になると多くの風邪バクテリアに対して抵抗力を獲得しているので風邪が移ることは稀である。一方で、インフルエンザウイルスになると、毎年新種のものが現れるので感染しやすいし、高熱など重症化しやすい。

肺炎は２０１１年から日本人の死因の第3位になった。特に誤嚥性肺炎が多いらしい。私の父も晩年は肺炎で入退院を繰り返していた。処方された抗生物質を飲みきって完治したように見えても、**肺炎菌の一部は必ず体のどこかに潜んでいる。**これが体力が弱るとまた増殖し始めるので、何度も再発するのである。結核も昔はかなり流行っていたそうである。若い頃に感染して治っても、何十年も経って抗体レベルが落ちて体が弱ってくると再発してくる。このように感染症は再発の可能性が一生つきまとう。予防策は体力が落ちないように気遣うということであるが、締め切りに追われて必死に働くこともよくあることで難しく、また、高齢になるとどうしても体力は落ちてくる。対策としては、幼い頃からの**感染症の既往歴を記憶／記録**しておくことである。具合が悪くなって病院に行った時に、担当医に忘れずに既往歴を報告することである。それにより担当医が早期の対策を講じることができる。

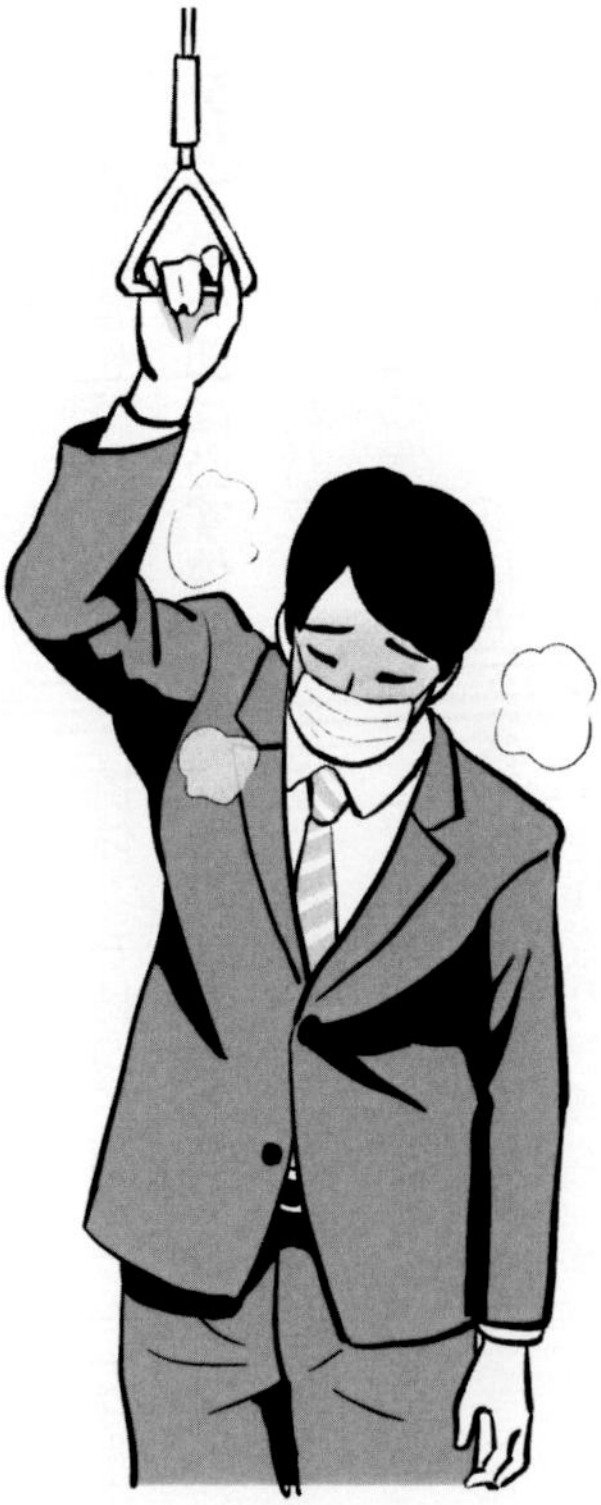

14-3

酒は百薬の長か？ アルコールの直接の影響は何か？

アルコールと健康の問題については今だによくわかっていない。少量の飲酒の習慣は健康によい（酒は百薬の長）という調査結果がある一方で、喫煙しながらの飲酒は喫煙のみより発癌率が高くなる、という報告もある。ここで私の見解をご紹介しよう。酔った状態のアルコール濃度は０・１％～数％であり、これは他の薬物の場合に比べて異常に高い。つまりアルコールは薬物のように特定のタンパク質等に作用するのではなく、水と混じって溶媒として働くのである。最初に説明した平衡の原則（法則３）は水溶液中でのことである。

通常のヒトの体内のすべての反応においてこの基本原則が成り立っている。ところがこの環境が１００％の水ではなく、アルコールが０・１～５％程度混在していたらどうだろう？　恐らく多くの反応において**平衡定数が変化し、正常状態からずれた状態になっている**であろう。当然ながら神経伝達も平衡の法則で成り立っているので、それぞれの反応が

$$A+B \rightleftarrows C+D \quad \text{の時、}$$

$$\frac{[\text{Cの濃度}]\times[\text{Dの濃度}]}{[\text{Aの濃度}]\times[\text{Bの濃度}]}=K\text{（平衡定数、一定）}$$

（法則３）

異常な状態になれば**精神活動も正常でなくなる。**正常でないのであるから泥酔状態で異常な行動をとるのもあたり前である。

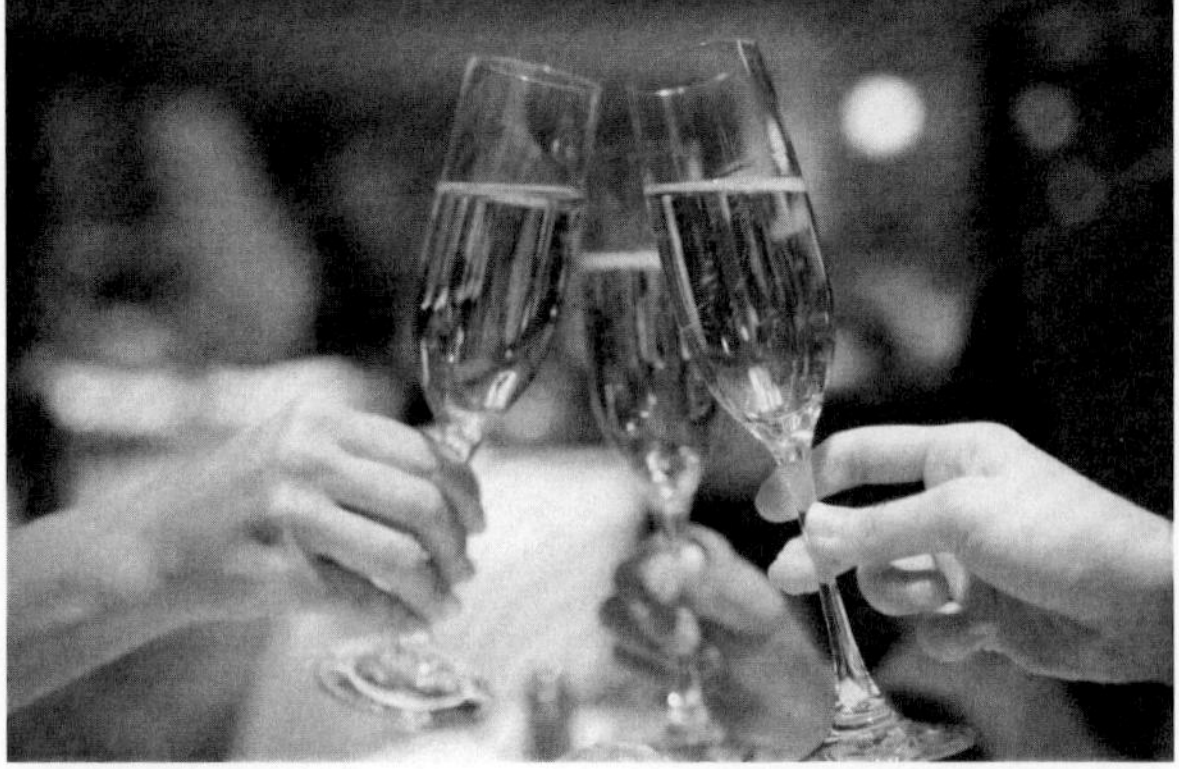

14-4 喫煙しながらの飲酒がよくないのは何故か？

タバコが発癌の原因物質のダントツ第一位であることはご存知のとおりである。イギリスでタバコのタールの量を減らしたところ発癌率が半減したことから、**発癌物質**はタールそのもの、またはタールに溶けるものであると考えられる。即ち、**水には溶けにくいもの**であろう。ここで上記のようにアルコールは溶媒として働く、つまり**通常は水に溶けない物質を溶かしてしまう**。喫煙しながらの飲酒ではタバコの有害物質がアルコールに溶け、それが胃の方に注ぎ込まれる。アルコールは水に混じるので結果として有害物質が代謝吸収されることになる。喫煙によって肺以外の臓器の発癌率も高くなることは周知のことである。

　アルコールをアルデヒドに代謝する時とニコチンをコチニンに代謝する時には両者ともチトクロームＰ－４５０が

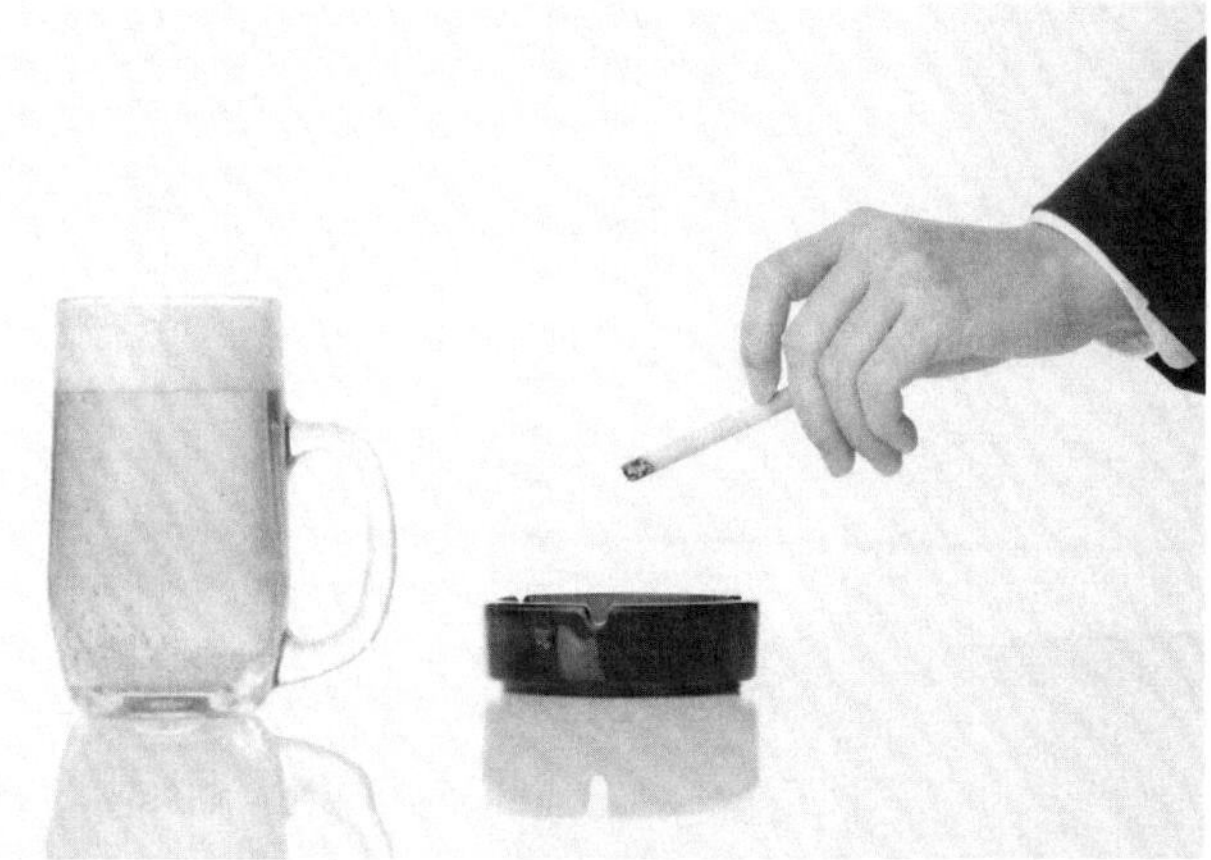

用いられる。両者を同時に摂取すると、チトクロームＰ－４５０がアルコール代謝にとられ、ニコチンの代謝が下がり、ニコチンが長く存在してドーパミン分泌を継続することができる。

タバコを長年吸っていても癌になるとは限らないが、**喫煙者が癌になった場合には、その原因の６割が喫煙による**と推定されている報告もある。癌は遺伝子に変異が起こって発生する。従って、喫煙は一定の確率で遺伝子の突然変異を誘発する。喫煙者で癌にならなかったといっても、それはたまたま癌遺伝子や癌抑制遺伝子に変異が起こらなかっただけで、他の遺伝子には多かれ少なかれ必ず変異が起こっている。それは本人だけの問題ではなく、子供が生まれる前から喫煙していた場合には、その変異が子供に受け継がれる可能性が高い。一度変異を起こせば、自然にもとに戻ることはなく、子孫代々受け継がれていくことになる。これだけの責任を認識して、それでもタバコを吸える人がいるであろうか？

14-5 環境ホルモンのほとんどが性ホルモンであるのは何故か？

ホルモンは微量で人体に大きな影響をもたらすために、環境中にそれに類似したものがあれば大変有害である。実際にそのようなものが発見され、環境ホルモンとして大問題になっている。その大部分は環境エストロゲンと呼ばれ、エストロゲン（女性ホルモン）に似た構造を持ち、性分化の乱れや発癌などさまざまな害を引き起こしている。環境ホルモンの一部はアンドロゲン（男性ホルモンの一種）様の活性を持っている。人体にはその他にも多くのホルモンがあるにもかかわらず、何故、環境ホルモンは性ホルモン様のものが多いのであろうか？

ここでホルモンの種類と構造について考えてみよう。ホルモンには成長ホルモン、脳下垂体ホルモン、甲状腺ホルモン、副腎皮質ホルモンなど多種類のものがあり、それらの構造は2つに分けられる。一つは低分子（小さな分子）の化学物質であり、もう一つはアミノ酸がいくつかつながったペプチドである。化学物質というのは多種多様なもののように思えるが、実は、熱や化学反応で自然にできる化学物質は基本構造が限られている。その一つはステロイドである。**ステロイドは自然にできやすく、一度できてしまうと非常に安定**であり、多少の熱では容易に分解されない。**動物はその進化の過程でホルモンの一部をステロイド構造にしてしまった**のである。即ち、エストロゲン、アンドロゲン、糖質コルチコイドはステロイド骨格を持つ化合物なのである。そのため、環境中にたまたまできてしまったステロイド化合物がそれら

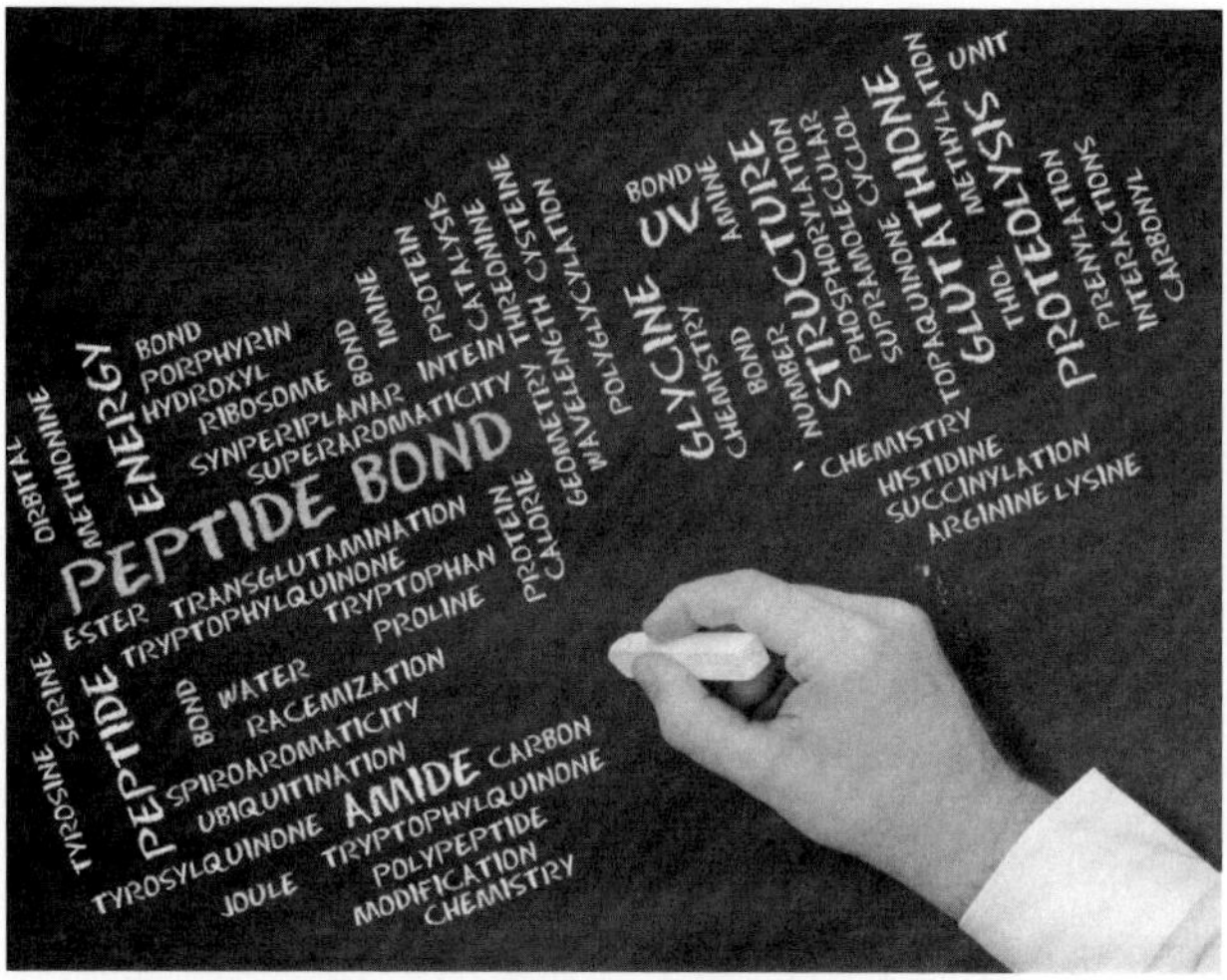

のホルモンに似た作用をしたとしても不思議ではない。

ではホルモンの別のグループであるペプチド型はどうであろうか？　ペプチドはアミノ酸のつながりであり、アミノ酸は20種類存在する。そのアミノ酸が10個つながったペプチドの種類は

$20^{10} = 1 \times 10^{13} = 10$兆

になる。即ち、10兆分の1の確率でできる物質が環境中に増えて蔓延するとはとても考えられないのである。従って、ペプチド型である成長ホルモン様の物質が環境ホルモンとして大問題になる可能性は全くないと言える。

14-6 ＡＢＯ式血液型による性格判断は本当か？

赤血球の表面には糖鎖抗原というものがあり、その末端の構造はＡ型ではＮ-アセチルガラクトサミン、Ｂ型ではガラクトースという糖の構造になっている。ＡＢ型はそれらの両方を持っており、Ｏ型はそれらのいずれも持たないタイプである。それらの糖を末端に付加するのはそれぞれの酵素によるものであるが、それらの酵素は赤血球表面抗原のためにだけ働いているのではない。他にもさまざまな細胞にあるさまざまなタンパク質で糖付加の反応を促進している。従って、それらの**糖が付加されたタンパク質が神経細胞で働いていて、行動パターンや性格に影響しているとしても不思議ではない。**しかし現時点ではそのうちどのタンパク質が関係しているかはわかっていないので、ＡＢＯ式血液型による性格判断はあながちウソとは言えない、というところである。

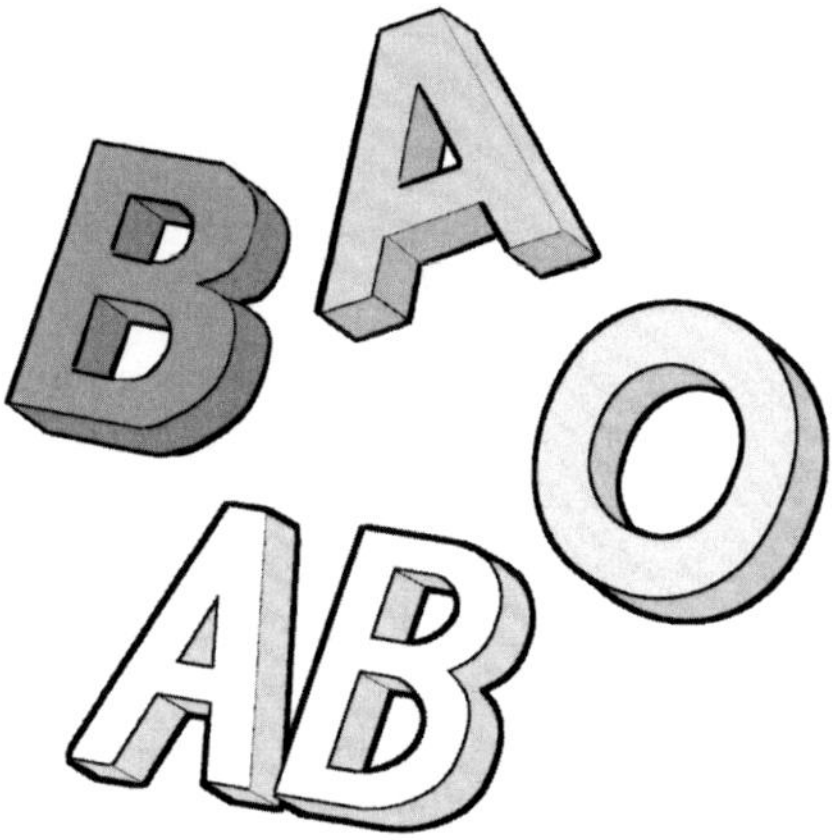

14-7

研究不正は何故起こる?

「科学」とは絶対に間違いのない事実である。特に自然科学では、テレビドラマの科捜研でよく知られており、DNA鑑定を始めとする科学的証拠があると犯人は言い逃れできない。この科学的事実というのは多くの研究者が発表する論文に基づいて成り立っている。ところが昨今では事実でないデータを発表する「研究不正」がまかり通っている。データ捏造を含む論文を信用するととんでもない事態が生じ、社会にとって非常に迷惑である。研究不正を行った研究者は追放などの懲罰を受け、信用を失う。それにもかかわらず研究不正が横行しているのは何故か?

私は研究不正の最大の原因は成果主義にあると考える。

研究者が発表する論文雑誌は二万種類以上あり、論文の引用件数(**インパクトファクター:IF**)に基づいてランキングされている。そのトップはネイチャーやサイエンスなどの一流誌であり、それらに論文が掲載されると、発表者は大型の(数千万円の)研究費が獲得でき、すぐに教授に昇進し、さらに一流誌への論文が連続すると超大型(数億円)の研究費が獲得できるのが現状である。一度、大型研究費を獲得できれば、豊富な資金をもとに設備を整え、研究員も増やし、多くの実験を行うので次々と新しい発見ができる。言わば「金持ちはますます金持ちになる」という原則である。

一流誌に論文発表できない多くの研究者は、年間100万円以下の研究費で倹約しながら苦労して研究を行っている。即ち、**一流誌に論文が掲載されるかどうかによって「人生が変わる」**と言っても過言ではない。一流誌に投稿している時に、このデータを削除すれば論文が受理されるという状況になれば、ほぼ誰もがそうするであろう。

仮に、IF＝5点の論文を毎年出すAさんと、IF＝20点の論文を毎年出版するBさんがいた場合に、Bさんの論文は4倍の読者がいるという意味なので、Aさんに比べ、Bさんは4倍の研究費が配分されるというのは、当然のことと思う。これは、成果に基づいた正当な配分といえる。しかしながら現状では、Aさんはせいぜい年間100万円程度、対して、Bさんは1、000万円以上、時には数千万円の研究費が配分される。即ち、研究費配分は10倍から数十倍となる。

この状況が続けば、Bさんはやがて数億円の研究費獲得も可能になり、一方のAさんはいつまで頑張っても年間100万円、あるいは時には0円の場合もあり、倍率は100倍から数百倍以上となる。この**研究費配分の実情を知れ**

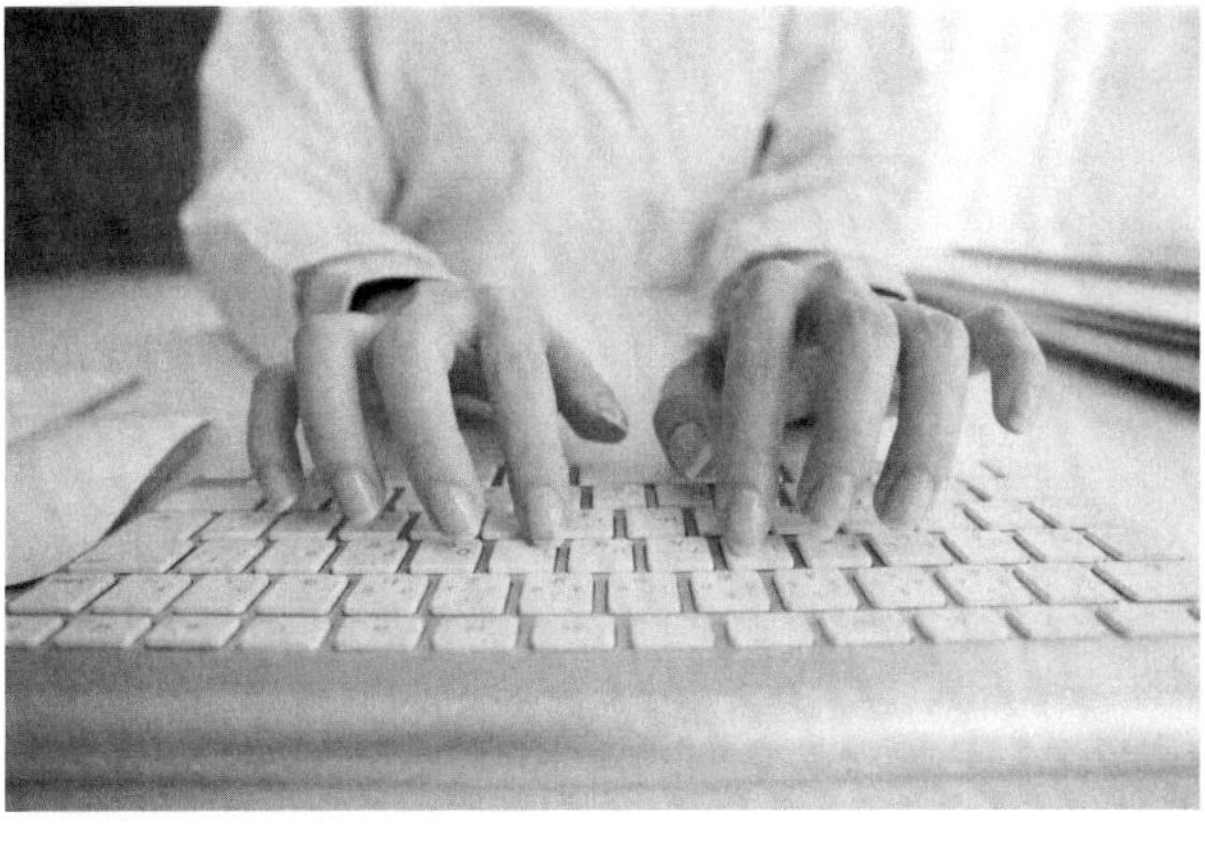

ば、誰もが一流誌において研究不正に加担するのは当然の結果と言える。

一流誌においては、最近は、一つの現象をあらゆる角度で検証するデータが求められる。いろいろな培養細胞を用いたり、動物実験においてもほぼ同じ結果になるというデータが揃って初めて論文が受理される。しかし、このような**辻褄の合う結果が得られることは医学生物学ではありえない**。物理学や化学と異なり、生物学では、同じ条件で実験しても結果が異なることはよくある現象で、まして、違うタイプの細胞で全く同じ結果が出ることはまずあり得ないことである。

成果主義で研究費配分が行われることは当然であるが、研究費配分額はＩＦに比べ比例的ではなく指数的に増加する。一流誌への論文掲載に対応した超大型の研究費配分が、研究不正の最も大きな要因であると私は考える。研究不正は文科省や厚労省でも頭を痛めているところであるが、その研究費を配分する文科省や厚労省にこそ、その一因があることを忘れてはならない。

14-8 科学研究は人のため

1980年頃から、遺伝子工学技術の向上に伴って遺伝子研究が飛躍的に発展してきた。新しい遺伝子を発見すれば、論文が一流誌に掲載されるので、多くの研究者が遺伝子研究に殺到した。特に当初は新しいがん遺伝子の発見に多くの人が集中した。その結果、多くのがん遺伝子やがん抑制遺伝子が発見され、発癌のメカニズムが次々と明らかになり、それはそれで大きな意味があったと思う。しかし、新しいがん遺伝子を発見したからといって、ただちに癌が治るわけではない。40年経過した今でも**治らない癌は治らない**。研究者は一流誌に論文を掲載したいがために、治療のことは眼中になく、遺伝子研究に没頭する。新しいがん遺伝子を発見すると、その遺伝子に変異を持つ人は、将来、癌が発生すると予測できる。しかしこれは**当人にとっては極めて迷惑な話**である。遺伝子は免疫細胞を除けば体中の細胞ですべて同じであり、突然変異があったからといってどうしようもないからである。さらに、親族一同、自分も癌になるのではないかと恐怖に怯える。つまり、治療法のない病気の原因遺伝子を発見しても何も益はなく、ただただ迷惑以外の何物でもない。私はこのような**人の迷惑になる研究はやるべきではない**と言いたい。科学は人に有益でなくてはならない。原因遺伝子を発見してもその病気の治療法がわかるまで、発表を待つべきである。研究は世界でしのぎを削っているので、発見すれば一刻も早く発表するのが通例である。であるならば、**原因遺伝子の解明より多くの研究費と労力を治療法の開発に注ぐべき**である。

この傾向は現在でも続いている。今では一つの病気の原因遺伝子を発見するために、全国の何十万人という人の検体を集め、数十億円をかけて実施する。そこで見つけた遺伝子に変異があると発病する確率が１・２％で、変異がないと１・０％という程度の差があれば、一流誌に「大発見」として論文が掲載される。通常、一つの病気の原因遺伝子はたくさんあるので、一つの変異の影響は小さい。しかし、その変異を宣告された人にとっては人生最大の危機となり、どうしようもない。極端な話、胃癌遺伝子に変異が見つかった人が胃癌でもないのに胃を切除したり、乳癌遺伝子に変異が見つかった人が乳癌でもないのに乳房を切除するという事態にまで発展している。人のための科学とはそういうものではなく、生活習慣や治療法が知られている原因を解明することである。同じ生活習慣でも同じ病気になるわけではなく、人は一人一人皆違っている。それぞれの**個人が将来どのような病気になる可能性があって、その予防にはどのような対策が必要であるか、を教える**のが人のための科学である。今後はそのような「個別化医療」が中心となっていくであろう。

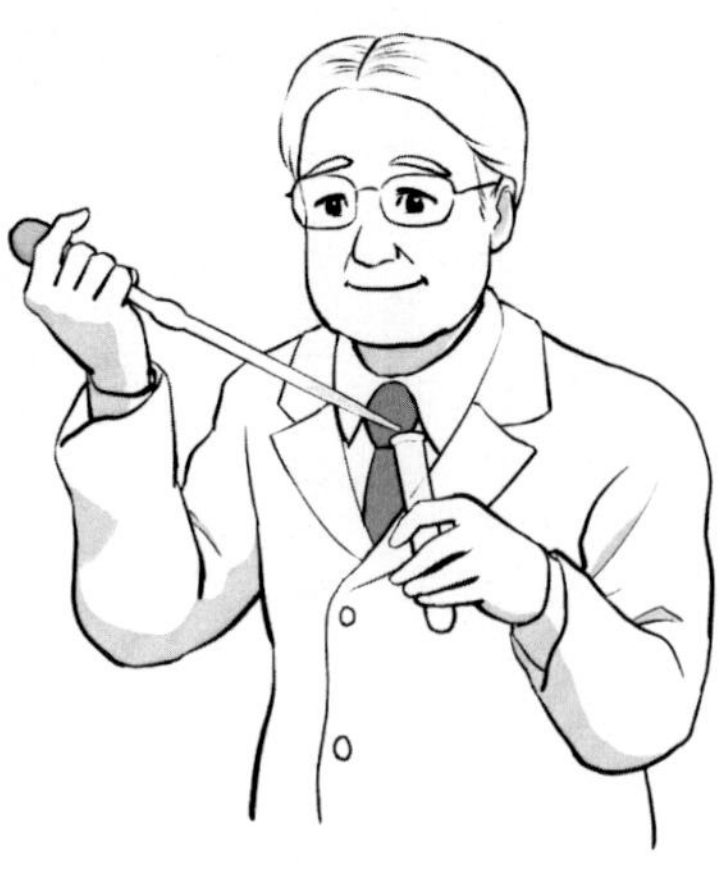

14-9 字が下手

私自身のことであるが、幼い頃から字がうまく書けないという**書字障害**がある。一方で**相貌失認**（face blindness）の徴候があり、毎日会っている人でも顔だけでは認証できず、背格好、髪型、服装、声などで個人を識別していた。それが普通だと思っていたが、テレビで相貌失認の人が紹介され、初めて自分もそれだったかと気付いた。

講義の時に板書すると、学生さんから「下手でも読めるようには書けるはずだ」というクレームが届く。最近になって気付いたのは、**右目と左目で見える風景が違う**ということである。水平線を見た時に、右目で見ると左下がりに、左目で見ると右下がりに見える。この目の見え方が書字障害や相貌失認の原因になっている可能性がある。即ち、右目と左目で水平、垂直の感覚が異なっているので、**直線がうまく書けない**。特に垂直の線が傾いていると非常に下手に見える。また、相貌については**目鼻口等の配置が認識できないので個人識別ができない**。

目の異常は運動能力においても影響が出る。即ち、水平垂直という座標軸がはっきり認識できないのであるから、動いているボールの位置が正確にわからない。従って、野球、ソフト、サッカー、バレーボール、バスケットボールなどの**球技が下手**である。高校の時に、ソフトボールの練習で、どんなに遅い球を投げられても空振りの連続であった（クラスでただ一人）。一方で、鉄棒、跳び箱、マット運動などの動かないモノを相手にする運動はむしろ得意であった。柔道など、目があまり重要でない競技も人並みである。

一方で、人並み外れた集中力を発揮することがある。右目と左目で見える風景が違っているが、本質的に目が悪いわけではないので、中心（フォーカス）部分ははっきり見える。言い換えれば、**中心しか見えない**。一度何かを始めると回りが見えなくなるので、そのことだけに集中して続けることができる。

私のこのような目の認識障害を仮に「軽度書字障害（ライト・ディスレクシア）」と呼ぶことにする。そのような人には教育現場においても注意が必要である。この軽度書字障害の学生に対して、習字の時間に「きれいな字を書きなさい」というのは無理な要求である。また、体育の時間に「ボールを上手に扱いなさい」というのも無理な要求である。練習すれば上手になるというものではない。つまり、習字や運動が上手にできないからといって成績を低く評価するのは不当なことであると思う。そのように評価を受けた子どもは「自分は駄目なんだ」とひどく落ち込んでしまう。他の科目でどんなに成績がよくても、一つのコンプレックスだけが始終頭を悩ませるものである。このことを教育現場で反映していただければ幸いである。

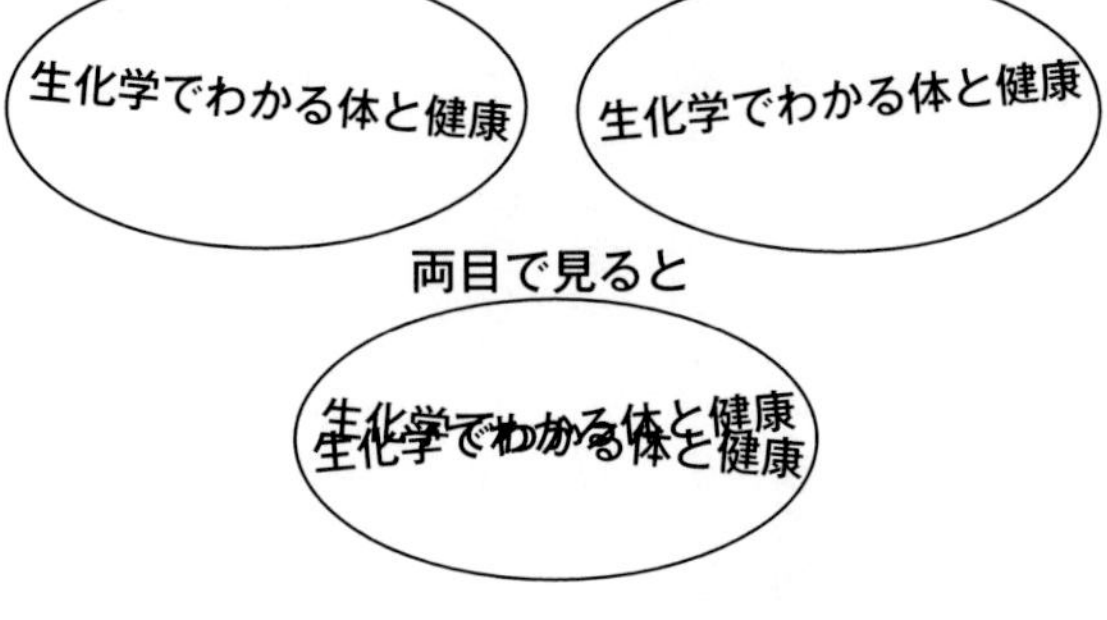

あとがき

人は十人十色、千差万別である。同じ病気でも人によって原因が異なる。同じ健康食品でも人によって効果がある人とない人がいる。昔の医学は経験に基づいている。人体実験をするわけにはいかないので、たまたま病気Aにかかった人を数人、数十人集めて、薬Bが効果があれば、薬Bは病気Aに効くと結論する。しかし、これは絶対的真実ではなく、必ず例外を伴う。薬Bが効かない人もいれば、逆に増悪する人もいる。そこで近年の医学は生化学を中心とする分子／原子レベルの研究が主流になり、普遍的事実を探求するようになってきた。分子や原子レベルの反応は宇宙普遍の真実であり、例外がないからである。現在はまだ研究の過渡期であり、分子／原子レベルの反応は一部が解明されたのみである。そのため情報が錯綜し、ニセ論文も多いので予防法や治療法は大混乱を来している。今後、生化学によるきちんとした証明により、個人個人に対応した予防法や治療法（個別化医療）が確立することを期待している。

日和佐　隆樹（ひわさ たかき）

愛媛県出身
1975 年　東京大学理学部生物化学科卒
1980 年より　千葉県がんセンター研究所研究員
1977 年より　千葉大学医学部助手、講師、助教授を経て
現在、千葉大学大学院医学研究院准教授
理学博士

生化学でわかる体と健康

2017年12月24日　発行

著　者　日和佐　隆樹

発行所　ブックウェイ
〒670-0933　姫路市平野町62
TEL.079（222）5372　FAX.079（223）3523
http://bookway.jp

印刷所　小野高速印刷株式会社

ISBN978-4-86584-283-8